中华医学健康科普工程

中华医学会男科学分会男性健康系列科普丛书

中老年男性如何走出更年期

总主编　邓春华　商学军

主　编　徐　浩　王　涛

U0298227

中华医学电子音像出版社
CHINESE MEDICAL MULTIMEDIA PRESS

北　京

图书在版编目（CIP）数据

中老年男性如何走出更年期／徐浩，王涛主编. ——北京：中华医学电子音像出版社，2021.7（2023.06.重印）

（中华医学会男科学分会男性健康系列科普丛书／邓春华，商学军主编）

ISBN 978-7-83005-298-0

Ⅰ.①中… Ⅱ.①徐… ②王… Ⅲ.①男性-更年期-保健-问题解答 Ⅳ.①R697-44

中国版本图书馆 CIP 数据核字（2021）第 057158 号

中老年男性如何走出更年期
ZHONGLAONIAN NANXING RUHE ZOUCHU GENGNIANQI

主　　编：	徐　浩　王　涛
策划编辑：	史仲静
责任编辑：	宫宇婷
校　　对：	龚利霞
责任印刷：	李振坤
出版发行：	中华医学电子音像出版社
通信地址：	北京市西城区东河沿街 69 号中华医学会 610 室
邮　　编：	100052
E - mail：	cma-cmc@cma.org.cn
购书热线：	010-51322677
经　　销：	新华书店
印　　刷：	河北浩润印刷有限公司
	（河北省沧州市肃宁县河北乡韩村东洼开发区188号）
开　　本：	850mm×1168mm　1/32
印　　张：	3.875
字　　数：	120千字
版　　次：	2021 年 7 月第 1 版　　2023 年 6 月第 3 次印刷
定　　价：	36.00 元

内容提要

　　本书为《中华医学会男科学分会男性健康系列科普丛书》之一，由多位临床经验丰富的男科专家对临床上男性雄激素和更年期方面的常见问题进行梳理，重点介绍了男性迟发性性腺功能减退症（更年期综合征）的定义、病因、危险因素、自我检测、诊断、治疗和预防方面的内容，针对患者常见的、关心的问题进行回答并给出科学建议，编写视角新颖，科学性、权威性、实用性强，适合广大关心男性健康的读者阅读。

编　委　会

总　主　编

　　　　邓春华　中山大学附属第一医院

　　　　商学军　东部战区总医院

主　　审

　　　　刘继红　华中科技大学同济医学院附属同济医院

主　　编

　　　　徐　浩　华中科技大学同济医学院附属同济医院

　　　　王　涛　华中科技大学同济医学院附属同济医院

副主编

　　　　刘　卓　华中科技大学同济医学院附属同济医院

　　　　刘夏铭　华中科技大学同济医学院附属同济医院

编　　委　(按姓氏笔画排序)

　　　　王　涛　华中科技大学同济医学院附属同济医院

　　　　王军凯　上海长征医院

　　　　王佳鑫　华中科技大学同济医学院附属同济医院

　　　　王思达　华中科技大学同济医学院附属同济医院

　　　　冯　焕　华中科技大学同济医学院附属同济医院

巩佳男　华中科技大学同济医学院附属同济医院

刘　卓　华中科技大学同济医学院附属同济医院

刘夏铭　华中科技大学同济医学院附属同济医院

阮亚俊　华中科技大学同济医学院附属同济医院

孙涛涛　华中科技大学同济医学院附属同济医院

李　瑞　华中科技大学同济医学院附属同济医院

李明超　华中科技大学同济医学院附属同济医院

李忠远　华中科技大学同济医学院附属武汉中心医院

李浩勇　武汉大学人民医院

杨　俊　华中科技大学同济医学院附属同济医院

杨　竣　华中科技大学同济医学院附属同济医院

肖恒军　中山大学附属第三医院

吴　越　华中科技大学同济医学院附属同济医院

余　哲　华中科技大学同济医学院附属同济医院

谷龙杰　华中科技大学同济医学院附属同济医院

汪道琦　华中科技大学同济医学院附属同济医院

宋　文　华中科技大学同济医学院附属同济医院

宋靖宇　华中科技大学同济医学院附属同济医院

张　岩　华中科技大学同济医学院附属同济医院

陈　俊　中山大学附属第三医院

陈瑞宝　华中科技大学同济医学院附属同济医院

庞凌皓　华中科技大学同济医学院附属同济医院

孟祥虎　南京医科大学第一附属医院

胡斌涛　华中科技大学同济医学院附属同济医院

袁鹏辉　华中科技大学同济医学院附属同济医院

袁慧星　华中科技大学同济医学院附属同济医院

徐　浩　华中科技大学同济医学院附属同济医院

凌　乐　华中科技大学同济医学院附属同济医院

凌　青　华中科技大学同济医学院附属同济医院

高鑫涛　华中科技大学同济医学院附属同济医院

栾　阳　华中科技大学同济医学院附属同济医院

唐　哲　华中科技大学同济医学院附属同济医院

潘运高　濮阳市油田总医院

魏　先　华中科技大学同济医学院附属同济医院

前　言

有研究表明，睾酮是男性体内最重要的雄激素，占所有雄激素的 95%，而中老年男性体内的睾酮水平以每年1%~2%的速度下降。男性更年期是男性由成熟走向衰老的过渡阶段，大部分男性无症状，仅有少部分男性因睾酮水平降低而表现出一系列类似女性更年期综合征的症状和体征，且对多个系统和器官的功能造成不利影响，导致患者生活质量降低，即男性迟发性性腺功能减退症（更年期综合征）。

据调查显示，我国 40~49 岁男性的迟发性性腺功能减退症患病率为 19%，50~59 岁上升至 38%，60~69 岁则高达 56%。随着中国人口老龄化的进展，男性迟发性性腺功能减退症将成为公共卫生领域的重要课题。然而，社会对男性迟发性性腺功能减退症的认知程度远远不及女性更年期综合征。本书作为《中华医学会男科学分会男性健康系列科普丛书》的分册之一，以患者提问、医生解答的形式，从患者角度出发，对男性迟发性性腺功能减退症这一中老年男性常见疾病进行全面而通俗易懂的介绍。

首先，本书介绍了雄激素的生理作用，使读者对其有一个初步了解，从而更容易理解雄激素缺乏所导致的一系列症状和体征。同时，本书重点介绍了男性迟发性性腺功能减退症的定义、病因、危险因素、自我检测、诊断、治疗和预防等方面的内容，针对患者常见的、关心的问题进行回答并给出建议，且对其中所蕴含的原理进行阐述，使读者知其然，更知其所以然。

本书虽为临床一线的专业医生编写，但由于医学专业的快速发展和编写时间有限，书中难免有不足或疏漏之处，敬请各位泌尿男科同道、广大读者给予批评指正，以便再版时完善，不胜感激！

徐 浩 王 涛

2021 年 7 月

目　录

中老年男性如何走出更年期

第1章

男性雄激素相关问题

1 为什么说雄激素的作用贯穿了男性的一生?

问题:

我在网络上看到有男科专家说,雄激素对男性极为重要,其作用贯穿了男性的一生,请问雄激素的作用是什么?

回答:

激素是一类由内分泌细胞合成,具有信息传递作用的化学物质。激素作用于组织细胞,可以调节多种新陈代谢、生长发育等生理过程。激素的种类非常多,其分泌量过多或过少都会引起机体功能失调。

对于男性,雄激素是最重要且分泌量最多的激素。男性体内95%的雄激素来源于睾丸(睾酮),另有约5%的雄激素来源于肾上腺。睾酮受脑垂体前叶促性腺激素细胞所分泌的黄体生成素(luteinizing hormone,LH)调控,而黄体生成素的分泌则受下丘脑所分泌的促性腺激素释放激素（gonadotropin-releasing hormone，GnRH）调控。

睾酮的生理作用非常广泛，几乎可以影响男性所有的器官和组织。

在胎儿时期，睾酮影响着胎儿的性别分化，促进睾丸下降和阴茎发育。这一时期，睾酮缺乏将导致性发育异常、隐睾、小阴茎的发生。

青春期时，男性的变声，阴毛、胡须的生长，喉结的发育，阴茎的增大，睾丸内精子的生成，前列腺和精囊的发育，骨骼的发育，均依赖睾酮。这一时期，睾酮缺乏将导致发育延迟，表现为到了该发育的年龄，男性却不出现变声和阴毛、胡须的生长，也没有喉结、阴茎、睾丸、前列腺及精囊的增大，不出现遗精，骨密度较同龄人低，骨骺不闭合。

成人期时，睾酮对男性的性欲、勃起功能、骨骼密度、骨髓造血功能、肌肉量、精力的维持均起不可或缺的作用。这个时期，若男性体内睾酮不足，将导致性欲下降、勃起功能障碍、不育，还可导致贫血、肥胖、肌肉量减少、精力下降及骨质疏松等情况。

总之，睾酮的生理作用贯穿于男性从胚胎发育到衰老的全部生理活动中。当下丘脑-垂体-睾丸轴中某个或多个水平因各种原因受损，导致睾丸不能产生正常水平的睾酮，就会影响机体雄激素依赖的多个靶器官的功能，从而引起相应的临床症状。

（王　涛　华中科技大学同济医学院附属同济医院）

2 雄激素为什么可以影响胎儿的性别发育？

问题：

听说睾酮可以决定胎儿的性别发育，男性胎儿在发育过程中若出现雄激素不足，可能会导致生殖器出现问题，请问是这样吗？

回答：

首先，人们需要了解什么叫作性别。人的性别是男女所表现出来的一系列生理特征，主要包括第一性征和第二性征，前者如男性的睾丸、阴茎，女性的卵巢、子宫、输卵管；后者如体形、骨骼、皮肤，以及声调的高低、体毛的多少、新陈代谢的速度和乳房的发育等。

人的性别是由染色体决定的。无论男女，22 对常染色体是一样的，不同的是第 23 对染色体，也就是性染色体，决定性别。对于性染色体，无论男女，其中一条都为 X，如果另一条为 Y，则含有性别决定基因（*SRY* 基因），该基因将诱导未分化的性腺发育成睾丸；如果另一条也为 X，则不含有 *SRY* 基因，未分化的性腺将发育成卵巢。

无论是男性基因组合还是女性基因组合，未分化时的性腺是没有任何解剖学差异的，保持"性别中性状态"，均具有男女2套原始生殖管道。一般来说，从妊娠第6~7周开始，由于不同性染色体中基因的作用，胎儿开始出现原始的性腺分化，即男性出现睾丸，女性出现卵巢。睾丸出现，男性胎儿血清中睾酮水平逐渐上升，睾酮经5α还原酶的作用转化为双氢睾酮，促进附睾、输精管、精囊、前列腺、阴茎及阴囊的发育。同时，胎儿睾丸分泌的激素还可以调控睾丸下降至阴囊。

有研究表明，胚胎在发育的过程中若缺乏雄激素的作用，将自发向女性方向分化。如果男性胎儿在性分化时缺乏雄激素、5α还原酶或出现雄激素受体缺陷，可能导致睾丸下降不全、微小阴茎等情况，严重时可导致假两性畸形。

可见，从男性的生命起点，睾酮的作用就相当重要。

（余　哲　华中科技大学同济医学院附属同济医院）

3　6月龄的男婴出现阴茎勃起，是不是性早熟？

问题：

我发现6月龄的儿子出现阴茎勃起，请问这是不是性早熟？

回答：

无论男女，在母亲妊娠晚期及出生后 6 个月内，下丘脑分泌的促性腺激素释放激素呈激活状态，导致促性腺激素水平及性激素水平升高。男婴在较高浓度雄激素的作用下，可出现睾丸轻度增大、阴茎勃起，甚至可一过性地出现面部粉刺；同龄的女婴则可出现较明显的乳房发育，甚至由于雌激素水平波动，极少数女婴还可出现类似青春期女性月经时的少许出血现象。婴幼儿期的这种表现有点类似于青春期发育时的表现，故临床形象地将这一现象称为"微小青春期"。

处于"微小青春期"的男婴可出现睾丸轻度增大，甚至阴茎勃起，是正常的生理现象，并不是性早熟的表现。如果家长注意观察，男婴还可能出现睾丸增大、面部粉刺等一系列表现。男婴出生 6 个月后，随着"微小青春期"结束，下丘脑-垂体-性腺轴转为抑制状态，体内性激素水平下降，这些表现就会逐渐消失。

"微小青春期"结束后直到青春期前，男性的血清睾酮一直维持在较低的水平。自青春期开始，下丘脑-垂体-性腺轴重新激活，青春期启动。青春期启动后，下丘脑控制的促性腺激素释放激素脉冲式分泌开始激活，促进垂体分泌促性腺激素，大量分泌的促性腺激素作用于睾丸，促进睾丸发育及睾酮分泌，进而使睾丸中精子产生和成熟。睾酮可以促进男性的性征发育，维持性欲、性功能及第二性征。各种先天性及后天性因素可使男性青春期前后出现睾酮缺乏，导致青春期发育延迟，严重时会导致性腺功能减退症。

（余　哲　华中科技大学同济医学院附属同济医院）

4 雄激素对青春期男性有什么重要作用？

问题：

雄激素对成年男性来说很重要，那么对正处于青春发育期的男性，能起什么作用？

回答：

雄激素是一个男孩成长为一个男人所需要的关键激素，且对于男孩的青春期发育不可或缺。

男性青春期发育中的 2 个关键特征为第二性征的发育和性器官的发育，以及精子的发生，均依赖睾酮。男性在青春期时，睾丸在促性腺激素的刺激下合成并分泌大量睾酮。在睾酮的作用下，第二性征开始发育，包括骨骼和肌肉的发育、喉结和阴茎的增大、声音改变、出现胡须和阴毛等。此外，睾酮可促进阴茎、阴囊、前列腺等性器官及生精细胞的发育和成熟，促使精子产生。因此，如果男性在青春期睾酮分泌不足，就会影响性器官的正常发育，同时也会影响精子的生成。

　　睾酮在第二性征的维持上也起重要作用。若睾酮分泌不足，则男性在青春期发育中无法维持第二性征，继而出现女性化特征，包括发音变细、皮肤细嫩、身材矮小及肌肉无力等。

　　睾酮在男性青春期发育过程中可起到增强免疫系统的作用。睾酮可促进蛋白质在体内的代谢和利用，通过增加正氮平衡，使蛋白质的合成和代谢增加。这不仅可以使机体的肌肉发达、骨骼健壮、体重增加，更可以提高男性在青春期发育过程中的免疫力。

　　睾酮在男性青春期发育过程中还可以直接刺激骨髓造血干细胞，提高血红蛋白酶的活性，增加体内的促红细胞生成素，进而使体内的红细胞数量增加，血红蛋白含量提高。因此，若男性在青春期睾酮分泌不足，则容易出现抵抗力差、贫血等问题。

（宋靖宇　华中科技大学同济医学院附属同济医院）

5 | 睾酮水平低会影响男性的身高吗？

问题：

我儿子今年 14 岁，已经上中学了，可是最近几年都没有长高，明显比同班同学矮很多，去医院检查发现睾酮水平低，请问睾酮水平低与男孩的身高有关系吗？

回答：

青春期是青少年生长发育的第 2 个高峰期，由于性发育萌动，体内性激素水平上升，带来包括身高增长在内的整个人体的发育成熟加速，是身高增长的关键时期。对于男孩而言，青春期随着睾酮水平的增加，生长激素的分泌也增加，从而促进性发育和身高突增。但在大多数情况下，睾酮水平降低的男性，其身高并不低，相反，多数甚至高于同龄人。这又是怎么回事？原来，睾酮具有促进骨骺纵向生长和骨骺闭合的作用。青春期时，男性体内睾酮的分泌增加，促进骨骺纵向生长，使身高突增，但睾酮分泌到一定程度后，骨骺闭合，身高便不再增长。临床上，体质性身高和青春期发育延迟的患者可表现为身高矮和发育迟缓，给予睾酮补充治疗后常可恢复正常的青春期发育，最终身高也不受影响。多数从青春期开始就缺乏睾酮的男性，成年后身材较为高大，这是由于睾酮水平降低导致骨骺不闭合、身高增长不受抑制所致。这些患者经过治疗，体内睾酮水平上升，会出现类似正常青春期发育的过程，在一定时间内会出现身高继续增长和性发育的情况。当治疗到一定阶段后，患者骨骺闭合，身高的增长才会停止。

问题中提到的男孩目前 14 岁，尚无青春期发育迹象，睾酮水平低，可以考虑为青春期发育延迟。如果其父母身高正常，那本例患者可能存在体质性身高和青春期发育延迟的可能。但家长无须太担心，体质性身高和青春期发育延迟可以自愈，最终身高和性发育均可达到正常水平。目前，本例患者需要密切观察，并到正规医院诊治，进行相关检查以排除性腺功能减退症的存在。如果家长比较焦急，本例患者可以短期采用小剂量雄激素补充治疗或促性腺激素治疗，以诱发青春期启动。

（陈　俊　中山大学附属第三医院）

6 ｜ 睾酮水平低会影响男性的体重吗？

问题：

我今年45岁，近几年"大肚腩"也出来了，体重也增加了，去医院检查发现睾酮水平偏低，请问睾酮与男性的体重有关系吗？

回答：

睾酮水平与男性的体重有密切关系，但这种关系不是一成不变的。

睾酮主要通过促进肌肉生长和骨密度增加及减少体内脂肪含量这3个生理作用影响男性的体重。

青春期发育时，男性体内的睾酮水平上升。在睾酮的作用下，男性身高出现突增，同时睾酮促进钙盐沉积的作用表现出来，使青春期男性的骨质变得致密。睾酮还可以促进肌肉量的增长，使青春期男性的肌肉变得发达，体重也自然增加。这也解释了为什么睾酮制剂可以被当作"兴奋剂"使用。世界运动史上曾多次出现"兴奋剂"丑闻，不少是运动员使用了睾酮制剂，用于提高肌肉量和血红蛋白浓度，从而提高耐力。青春期发育时，若男性出现睾酮水平下降，一方面，可导致肌肉量不足、骨密度下降，部分青少年显得瘦弱；另一方面，容易导致脂肪堆积，部分青少年容易在肌肉量不足和骨密度下降的同时出现肥胖，成为一个"虚弱的胖子"。

中老年时期，随着年龄的增长，男性体内的睾酮水平逐渐下降。当睾酮下降到一定程度，也可导致机体脂肪组织尤其是内脏脂肪增加，出现超重，且可进一步导致机体对瘦素不敏感，发生瘦素抵抗。瘦素是一种由机体脂肪组织分泌的蛋白质，进入血液循环后具有抑制脂肪合成、促进脂肪分解和能量消耗、降低食欲及减少进食量的作用。睾酮水平下降导致机体瘦素抵抗，则加重了肥胖的发生。

总之，男性的体重增加和睾酮水平的降低有密切关系，建议本例患者在专科医生的指导下适当补充雄激素，同时控制饮食、坚持锻炼，以达到改善症状、控制体重的目的。

（肖恒军　中山大学附属第三医院）

中老年男性如何走出更年期

7 "荷尔蒙"和性生活之间有什么关系?

问题:

生活中,人们经常听到"荷尔蒙"一词,有人甚至认为爱情就是一场"荷尔蒙"反应,请问"荷尔蒙"会带来性冲动吗? 其与性生活有什么关系?

回答:

"荷尔蒙"是激素的中文音译,指激素。有研究表明,坠入爱河中的男女会分泌"爱情荷尔蒙",其令恋爱中的人相互吸引,使恋爱变得甜蜜。但当爱情进展到性生活阶段,就与雄激素密切相关了。

男性体内的雄激素水平与性欲的形成和维持密切相关。雄激素可以通过中枢神经系统的作用调节性欲。在一定范围内,男性的血清睾酮水平越高,性欲越强。相反,当男性的睾酮水平降低到一定程度时,会导致性欲降低。睾酮水平降低对性欲的影响较勃起功能更强,即睾酮水平轻度降低首先导致性欲下降,进一步降低才导致勃起功能障碍。

睾酮水平与机体和精神的正常表现、活动及舒畅的心情和自信心等均存在密切关系。男性若出现睾酮缺乏,往往会伴有兴趣丧失、嗜睡及情绪抑郁等表现，影响性欲和性功能。同时，男性的睾酮水平低于正常范围时，性幻想的频率、自慰频率或性交频率也将下降。

当男性的睾酮缺乏到一定程度时，阴茎夜间勃起的频率、幅度及持续时间下降，导致勃起功能障碍。有研究表明，各种原因所致的原发性或继发性睾酮分泌不足患者常合并勃起功能障碍。给予此类患者睾酮补充治疗后，除可明显增强其性欲外，也可以起到改善勃起功能的作用。

总之，睾酮在男性性生活中的作用非常重要，不仅决定了其有无性交的想法，还决定了其有无实施性行为的能力。

（宋靖宇 华中科技大学同济医学院附属同济医院）

8 雄激素在生育中起什么作用？

问题：

我已到中年，和妻子还想生育，但我最近感觉性欲不如以前，检查后发现睾酮水平低下、精子质量较差，请问精子质量较差是睾酮水平低下造成的吗？睾酮水平低下会影响生育吗？

回答：

睾酮的主要生理作用之一就是促进精子生成，故睾酮水平低下会导致精子质量差，从而影响男性的生育能力。因此，在准备生育前，男性如果有性欲低下等表现，检查血清睾酮水平是有必要的。

睾丸是精子产生的场所，睾酮由睾丸间质细胞产生，睾丸中的睾酮通过支持细胞、间质细胞、管周细胞及血管内皮细胞等途径在精曲小管中形成局部高浓度，从而促进精子生成。此外，睾酮还参与精子的成熟过程。睾酮的转化产物还能发挥防止精子凋亡的作用，且参与精子顶体的形成。如果男性睾丸内的睾酮含量减少，会导致精子发育停滞和数量降低。

附睾是精子成熟的场所。有研究发现，附睾体部的雄激素含量最高，精子经过附睾体部而逐渐成熟，至附睾尾部时精子已经成熟。附睾尾部的雄激素含量相对稍低，但足以维持精子的基本代谢。

男性生殖器附属腺体也是雄激素依赖器官。雄激素具有刺激前列腺和精囊分泌蛋白水解酶、纤维蛋白酶、锌、酸性磷酸酶、柠檬酸、溶菌酶、果糖及前列腺素等功能，为精子的活动提供能源和良好的环境，与精子的活动和代谢密切相关。

精子的质量受多方面因素影响，睾酮是其中一个重要因素。男性到中年后若同时存在性功能下降和精液质量下降，均可由睾酮水平下降引起，且两者均对生育存在不利影响。结合本例患者的年龄，推断导致睾酮水平下降的"元凶"可能是男性迟发性性腺功能减退症，建议本例患者到正规医院的泌尿男科就诊，明确诊断后进行规范治疗。

（巩佳男　华中科技大学同济医学院附属同济医院）

9　为什么很多男性的脱发与雄激素分泌过多有关？

问题：

我今年 25 岁，近 2 年脱发严重，且在调整生活作息和饮食习惯后并无明显好转，去医院检查后诊断为脂溢性脱发（雄性激素源性脱发），请问为什么男性的脱发与雄激素分泌过多有关？

回答：

雄激素可刺激胡须、腋毛、阴毛的生长，促进皮脂腺的分泌。雄激素对不同部位表皮的作用不同。雄激素可以刺激真皮细胞和血管内皮细胞增生，对神经组织也有直接的调节作用。反过来，雄激素分泌过多可引起油脂分泌过多、痤疮，甚至脱发、秃顶。此时，在医生的定期监测和指导下，适度抑制男性体内的雄激素水平可对脱发起到治疗作用。

因此，本例患者体内较高的雄激素完全有可能导致脱发，在专科医生做出明确诊断的情况下，患者需要配合医生的治疗，维持正常的雄激素水平对脱发的治疗有帮助。

（冯　焕　华中科技大学同济医学院附属同济医院）

10 雄激素缺乏会让中年男性的睾丸变小吗？

问题：

我今年42岁，最近工作压力较大，做事总是精神恍惚，性生活"力不从心"，感觉自己的睾丸也变小了，检查后确诊为男性迟发性性腺功能减退症，请问该病会引起睾丸变小吗？

回答：

男性迟发性性腺功能减退症有可能导致睾丸变小。

睾酮是男性体内分泌最多、功能最重要的雄激素，主要由睾丸间质细胞分泌。随着年龄增长出现的睾丸间质细胞数量减少和分泌功能下降，被认为是男性迟发性性腺功能减退症的核心发病机制。临床上，随着年龄的增长，男性的睾丸体积会变小、质地会变软，出现睾丸纤维化病变和血液灌注不足；同时，睾丸间质细胞的数量减少和分泌功能下降，造成其合成和分泌睾酮的功能下降，导致血清总睾酮水平下降。

男性迟发性性腺功能减退症的具体临床表现包括：性功能减退；情绪变化；瘦体重减少，肌肉量和肌力减弱；体毛减少，皮肤改变，如阴毛减少、睾丸萎缩、皮肤萎缩；骨量减少和骨质疏松；内脏脂肪增加，向心性肥胖。这些临床表现不一定全部出现，且轻重度不同，与女性更年期综合征相似，但缺乏特异性。男性确诊该病需要睾酮水平降低的证据，同时结合相关临床症状、体征。

因此，如果男性出现体力下降、易困倦、健忘、情绪改变、皮肤和毛发改变、性功能障碍、睾丸缩小等情况，应及时就医，检测睾酮水平，尽早纠正自身的激素异常，以提高生活质量，降低心血管疾病、内分泌疾病的发生风险。

（凌　乐　华中科技大学同济医学院附属同济医院）

11 | 贫血与睾酮水平低下有关系吗？

问题：

我今年55岁，最近偶尔感觉头晕，注意力和记忆力明显下降，遂去医院就诊，血常规的结果显示轻度贫血，于是做了全身检查，发现血清睾酮水平低下，请问贫血与睾酮水平低下有关系吗？

回答：

睾酮对于男性来说非常重要，最广为人知的作用就是其可以促进男性生殖器官的发育，以及增强肌肉强度和肌肉量。但很多人不知道的是，睾酮与人体的造血功能也有很大关联。人体的血液主要由血浆和血细胞组成，而睾酮一方面可以刺激骨髓干细胞分化变成红细胞，来促进造血；另一方面可以刺激肾产生红细胞生成素，刺激人体产生更多的红细胞。总之，睾酮对于骨髓造血功能具有重要作用。

贫血就是人体血液中的红细胞减少或形态发生改变。目前的科学理论已经证明，睾酮水平的高低与人体的造血功能有非常紧密的关系。有研究发现，男性睾酮水平降低可以导致贫血，贫血老年男性的睾酮水平确实要比正常老年男性低一些。贫血是男性迟发性性腺功能减退症的临床表现之一。男性睾酮水平低下且合并贫血，需要警惕迟发性性腺功能减退症的存在。

需要注意的是，部分老年男性和女性贫血的原因并不能完全用激素水平变化来解释。做了检查后发现睾酮水平低下的老年人，其血红蛋白水平也会相对低一些，但并不代表一定是贫血。老年人贫血有很多原因，睾酮水平低下只是其中之一，医生还要注意排除其他引起贫血的原因。

若患者确诊为男性迟发性性腺功能减退症合并贫血，采用睾酮补充治疗后贫血状况是可以改善的。甚至还有一些特殊的贫血疾病，如慢性再生障碍性贫血，也可以通过补充睾酮来治疗。

总之，老年男性需要多关注自己的身体状况，定期体检。如果老年人存在贫血，最早出现的症状可能有头晕、乏力、困倦等，而最常见、最突出的体征是面色苍白。如果患者同时合并睾酮水平低下，需要考虑男性迟发性性腺功能减退症的可能，应到正规医院的泌尿外科或男科进行诊治。

（高鑫涛　华中科技大学同济医学院附属同济医院）

12　雄激素水平低下会加重心脏病吗？

问题：

我今年 53 岁，一直患有高血压和心力衰竭（Ⅱ级），服药后血压控制得较好，今年体检时发现血清睾酮水平低下，复查了 1 次，结果未变，但没有其他不适，请问睾酮水平低下会影响心血管吗？会加重心脏病吗？

回答：

目前，关于睾酮水平和心血管系统的关系，比较统一的观点是，长期睾酮水平降低会增加患者发生心血管事件的风险。可能的原因有：①睾酮可以使冠状动脉扩张，改善冠状动脉的血流，而冠状动脉粥样硬化性心脏病的根本原因就是冠状动脉血流不足。②睾酮可以降低高血脂。高血脂多与动脉粥样硬化有关，故睾酮对动脉有一定的保护作用。③睾酮可以使血管内皮细胞舒张，即有一定的降压作用。④心肌梗死的一部分原因就是血管内形成了血栓，如果身体缺乏睾酮，就会导致身体容易形成血管内血栓，发生心肌梗死或脑梗死。因此，长期睾酮水平低下的男性可能会更容易患心脏病，而睾酮水平低下的心脏病患者的死亡率要比睾酮水平正常的心脏病患者更高一些。

目前，尚无明确的临床证据证明，睾酮补充治疗能否减少或增加心血管疾病的发生风险。有研究认为，睾酮补充治疗在增加患者红细胞水平、改善贫血的同时，可能增加血液的黏稠度。长期超生理剂量睾酮补充治疗引起的肌肉量增加和体液潴留，可能对心血管系统造成不利影响，严重时可引发高血压、全身水肿及充血性心力衰竭，导致死亡风险增加。但较多的研究并不支持睾酮补充治疗会增加心血管疾病的发生风险。已存在心血管疾病、静脉血栓栓塞或慢性心力衰竭的男性性腺功能减退症患者需要谨慎进行睾酮补充治疗。

总之，长期睾酮水平低下可能会导致心脏病，也会增加心脏病患者的死亡风险，影响心脏病患者的生存。但是，对于合并严重充血性心力衰竭的患者（美国纽约心脏病协会分级标准为Ⅳ级），由于睾酮补充治疗可能加重心力衰竭，故不应使用。对于合并其他心脏疾病的男性迟发性性腺功能减退症患者,应该在医生的指导及严密监控下进行睾酮补充治疗,以尽可能确保安全。

(高鑫涛 华中科技大学同济医学院附属同济医院)

13 性激素检测化验单上的各项指标代表什么?

问题:

我今年 45 岁,最近突感全身乏力、性功能减退,检查后性激素检测化验单的结果显示血清总睾酮、游离睾酮和生物活性睾酮水平降低,请问这些指标到底是什么意思?

回答:

睾酮是一种类固醇雄激素,主要由男性的睾丸和女性的卵巢分泌,小部分由肾上腺分泌。对于男性,睾酮是主要的性激素和合成代谢激素。睾酮的生物功能可以分为合成代谢化和男性化 2 种。合成代谢化作用包括促进肌肉增长、增加肌肉强度、增加骨密度和强度、刺激性腺发育和骨骼成熟。男性化作用包括性器官的成熟。男性 40 岁后,随着年龄的增长,睾酮水平逐渐下降。

人体内的总睾酮包括 2 种形式,即游离睾酮和结合型睾酮,后者包括与皮质类固醇结合球蛋白结合的睾酮、与白蛋白结合的睾酮及与性激素结合球蛋白结合的睾酮。其中，游离睾酮可以与雄激素受体结合，而与白蛋白结合的睾酮易与白蛋白分离，形成游离睾酮，与雄激素受体结合发挥生物学效应，统称为生物活性睾酮。与性激素结合球蛋白结合的睾酮不能与雄激素受体结合，为无生物活性的形式。总睾酮水平并不能准确反映与年龄相关的生物活性睾酮水平的下降，只能作为诊断的参考依据。男性迟发性性腺功能减退症最好的诊断指标是生物活性睾酮，尤其是游离睾酮。

（凌　乐　华中科技大学同济医学院附属同济医院）

14 | 为什么生物活性睾酮很重要？

问题：

我今年 45 岁，最近感觉易疲乏、性功能下降，医生怀疑我患了男性迟发性性腺功能减退症，让我查了性激素，结果显示血清睾酮水平正常，但生物活性睾酮水平偏低，请问什么是生物活性睾酮？有什么作用？

回答：

男性体内 95% 的雄激素由睾丸产生，睾丸产生的睾酮在人体内以游离睾酮和结合型睾酮 2 种形式存在。游离睾酮占总睾酮的 1%~2%，结合型睾酮约占 98%。结合型睾酮又包括与皮质类固醇结合球蛋白结合的睾酮（占比约 1%）、与白蛋白结合的睾酮及与性激素结合球蛋白结合的睾酮（后两者占比约 99%）。

并不是所有的睾酮都具有生物活性。有研究表明，只有游离睾酮才能与雄激素受体结合，发挥生理作用，并进行转化和代谢。与白蛋白结合的睾酮因为易与白蛋白分离，故可视为游离睾酮的中转站，可随时转化为游离睾酮。因此，游离睾酮和与白蛋白结合的睾酮又称为生物活性睾酮，即这部分睾酮可直接发挥生物活性，进行转化、代谢，发挥生理作用。

目前，常规的性激素检查仅能检测到总睾酮水平的高低，而检测游离睾酮水平需要专门的方法，不仅费时费力，而且价格高昂。替代方法是同时检测总睾酮、血浆性激素结合蛋白、血浆白蛋白水平，然后根据专用公式进行计算，得出游离睾酮和生物活性睾酮水平。

临床诊断睾酮缺乏时，如果总睾酮水平处于临界值，不好界定，常需要借助生物活性睾酮水平以帮助判断。对于确定何时需要补充睾酮，有时也需要参考生物活性睾酮水平。

总之，生物活性睾酮最能反映血清睾酮的生理作用，其水平高低能直接反映患者是否缺乏睾酮和是否需要补充睾酮。但由于其测定相对于总睾酮来说更复杂，故临床上一般采用总睾酮水平间接判断患者是否缺乏睾酮和是否需要补充睾酮，而当总睾酮水平处于临界值而不能判断时，需要计算或测定生物活性睾酮水平以帮助判断。

（徐　浩　华中科技大学同济医学院附属同济医院）

15 | 睾酮补充治疗有哪些不良反应？

问题：

我今年 46 岁，自觉性欲明显减退，性交时无法维持勃起状态，去医院就诊后，医生建议我补充睾酮（雄激素），但是我担心长期服用睾酮会对身体造成不良影响，请问补充睾酮有哪些不良反应？

回答：

雄激素由男性的睾丸和肾上腺分泌，是维持男性性征和性能力的保障。睾酮是主要的雄激素。通常男性在 40 岁后，容易因为睾酮分泌减少，导致雄激素缺乏。如果男性在检查时发现睾酮水平下降，就有可能出现性欲下降和勃起功能下降，同时也可能出现潮热、盗汗、心悸、体能下降、记忆力减退、骨密度下降、机体脂肪量增多及贫血等一系列症状、体征，长此以往还会增加罹患心血管疾病的风险。治疗方式是在生活方式指导的基础上，进行睾酮补充治疗，使男性体内的睾酮水平达到正常的生理浓度，以消除睾酮水平下降所带来的不适和风险。

但激素类药物是一把"双刃剑"，睾酮补充治疗也会有一定的风险。例如，对于合并贫血的男性迟发性性腺功能减退症患者，睾酮补充治疗可能增加其血红蛋白浓度，改善贫血，但对于血红蛋白正常的男性迟发性性腺功能减退症患者而言，补充睾酮可能导致红细胞和血红蛋白的浓度明显升高，进而导致血液黏稠度增加，从而增加心脑血管疾病的发生风险。临床上既往使用的睾酮制剂，如甲基睾酮，已被证明可导致肝功能损害，应避免使用。睾酮补充治疗还可能增加男性发生水钠潴留的风险，故不建议重度心力衰竭患者使用睾酮补充治疗。此外，睾酮补充治疗还可能导致或加重睡眠呼吸暂停综合征，医生在患者进行治疗时应注意监测，有重度睡眠呼吸暂停综合征的患者应避免使用。

睾酮补充治疗还会刺激已有的前列腺癌细胞生长，故前列腺癌患者禁用。男性长期、大量地外源性补充睾酮，还会导致皮肤痤疮、体毛增多、皮肤毛细血管扩张、色素沉着、下肢水肿、脱发、性欲亢进及心血管疾病，同时也可导致睾丸萎缩。大剂量的外源性睾酮还可能抑制下丘脑-垂体-睾丸轴的功能及睾丸分泌内源性睾酮的功能，从而影响睾丸中精子的生成。

尽管睾酮补充治疗可能带来上述诸多不良反应，但若因此弃用是十分不明智的。在没有明显禁忌证的情况下，患者使用睾酮制剂来治疗雄激素缺乏可以带来明显的益处。任何医学方案的制订都是医生与患者充分权衡利弊的结果。一旦决定使用睾酮补充治疗，患者需要定期监测睾酮、血红蛋白、前列腺的情况，以确保安全。睾酮补充治疗的目标睾酮水平是达到参考值的中间水平，应避免过高的睾酮水平带来不良反应的增加。总之，在专科医生的指导下，患者合理使用睾酮制剂并定期监测，可以在获益的同时控制风险。

（吴　越　华中科技大学同济医学院附属同济医院）

16 | 睾酮补充治疗会导致前列腺增生复发吗？

问题：

我今年51岁，性功能明显减退，医生建议我补充睾酮，但是我以前做过前列腺增生切除术，请问补充睾酮会引起前列腺增生复发吗？

回答：

前列腺是一个雄激素依赖性器官。老年男性若发生前列腺增生，可压迫尿道，引起排尿困难。导致前列腺增生的两大因素是高龄和具有正常功能的睾丸。此外，反复的泌尿系统感染、前列腺炎等也可刺激前列腺腺体增大。睾酮补充治疗是否会促进前列腺增生或诱发前列腺癌，是睾酮补充治疗使用过程中备受关注的问题。目前的证据表明，睾酮补充治疗后，男性的前列腺会出现轻度增生，但是一般不会影响排尿。

对于本例患者，前列腺增生已行手术治疗，故短期内无须担心前列腺增生复发，此时使用睾酮补充治疗是安全的。但患者在治疗期间，应定期到泌尿外科或男科随诊，密切监测前列腺的情况，确保安全。

总之，在专科医生的指导下，以及在严格的用药前筛查及用药期间监测的情况下，男性患者使用睾酮补充治疗的风险可控，对前列腺是相对安全的。

（吴　越　华中科技大学同济医学院附属同济医院）

17 睾酮补充治疗会导致前列腺癌吗？

问题：

我今年50岁，近期出现乏力、注意力不集中等情况，通过一系列检查确诊为男性迟发性性腺功能减退症，医生建议我补充睾酮，但是我在网络上看到高雄激素水平与前列腺癌相关，请问使用雄激素制剂会导致前列腺癌吗？如果我放弃治疗，会有什么危害？病情是否会继续加重？

回答：

目前，医学界的累计证据并不支持睾酮补充治疗与前列腺癌的发生存在关联，即患者无须担心补充睾酮会导致前列腺癌。临床上，医生给予患者小剂量的睾酮，只是将患者原本较低水平的雄激素提高至正常范围，一般不会导致高雄激素水平。同时，患者在进行睾酮补充治疗前和过程中，应进行相关检查，以评估患前列腺癌的风险；患者在进行睾酮补充治疗后，要定期随访，在医生的指导下安全使用。

如果患者不治疗，放任疾病自然发展，首先病情可能会继续加重，并且睾酮涉及机体的多个方面，长期缺乏可能会增加发生高血压、糖尿病、高脂血症、代谢综合征等疾病的风险，甚至可能增加发生心脏病的风险，最终影响生存期。

因此，建议患者听从医生的建议，并完善相关检查，积极治疗，提高生活质量。

（孙涛涛　华中科技大学同济医学院附属同济医院）

18 | 睾酮补充治疗会导致前列腺癌复发吗？

问题：

我今年 65 岁，3 年前因患前列腺癌做了前列腺癌根治术，定期复查的结果一直比较好，但手术后心情一直较差，被心理医生诊断为抑郁症，医生建议我除了心理治疗外，还可以补充睾酮，效果会更好，听说补充睾酮会导致前列腺癌复发，请问是真的吗？

回答：

最近有多项临床研究表明，睾酮补充治疗并不增加前列腺癌的发生率及复发率。

这一问题可以部分用前列腺饱和模型来解释：前列腺内的雄激素受体数目有限，体内极低浓度的睾酮已经可使前列腺内的雄激素受体饱和。男性迟发性性腺功能减退症患者的睾酮水平低于正常范围，但也远超过饱和点水平，在此基础上补充睾酮以增加睾酮浓度不会增加前列腺癌的发生风险。甚至有研究表明，睾酮水平低者患前列腺癌和进展性前列腺癌的风险反而会增高。

患者在医生的指导下进行小剂量睾酮补充治疗，可以使体内的睾酮水平达到正常范围以改善自己的生活质量，但需要密切关注有无排尿梗阻发生，并定期随访、监测血清睾酮水平，避免其过高，同时需要定期监测血红蛋白水平、前列腺特异性抗原水平，定期进行直肠指检，一旦出现异常应立刻就医。

（孟祥虎　南京医科大学第一附属医院）

第 2 章

男性更年期相关问题

19 男性也有更年期吗？

问题：

众所周知，女性到了 40~50 岁便进入了更年期，我最近听说男性也有更年期，请问是真的吗？

回答：

众所周知，女性到了绝经期前后，会因卵巢衰竭、体内雌激素水平锐减，产生一系列的心理和生理症状，称为更年期综合征。由于生理条件不同，一般男性一生中并不会出现显著的睾丸衰竭和雄激素急剧减少，故严格来讲并不存在所谓的男性更年期。

但有研究表明，中老年男性体内的睾酮水平以平均每年 1%~2% 的速度下降。男性到了中年以后，会出现睾丸功能轻度下降，导致体内雄激素水平轻度下降，部分男性会出现一系列与体内雄激素水平下降相关的症状，因与女性更年期的症状存在相似之处，故20世纪初这种情况曾被称为"男性更年期综合征"。就激素变化的程度而言，"男性更年期综合征"与女性更年期综合征有较大区别，故许多学者认为该命名不妥。1994年，奥地利泌尿学会在欧洲男科学研讨会上首次提出把"男性更年期综合征"更名为"中老年男性雄性激素部分缺乏综合征"，得到了广泛认可。直到2002年，国际老年男性研究会将这一综合征重新命名为"男性迟发性性腺功能减退症"，已经被学术界广泛采用，但"男性更年期综合征"这一名称仍在社会上广泛流传。

男性迟发性性腺功能减退症是一种与年龄增长相关的临床和生化综合征，其特征为血清睾酮水平降低，同时具有体能下降、性功能障碍及心理障碍等一系列由于雄激素降低所导致的临床症状。这种状态严重影响患者的生活质量，并给多个系统、器官的功能带来不利影响。男性迟发性性腺功能减退症通常在男性40~50岁后发病，常见的临床表现有性欲降低、勃起功能障碍、体力减退、骨质疏松、肥胖及抑郁等。男性有雄激素水平降低的临床症状，同时伴有低雄激素水平，是诊断该病的必要条件。

男性迟发性性腺功能减退症是可以治疗的，患者应遵医嘱采用将睾酮补充治疗、改变生活方式、降低体重及积极治疗其他合并疾病结合起来的综合治疗方案。

随着中国人口老龄化的进展，男性迟发性性腺功能减退症将成为公共卫生领域的重要课题。

20 | 男性迟发性性腺功能减退症常见吗？

问题：

我今年50岁，平时身体状况良好，但最近6个月开始感觉身体疲乏无力、注意力不集中，甚至性欲降低，听说这可能是男性迟发性性腺功能减退症，请问该病常见吗？

回答：

男性迟发性性腺功能减退症是一个缓慢、持续下降的衰退过程，一般发生于男性40~55岁，也可以提前至35岁或延迟至65岁，是男性由中年期过渡到老年期的一个特定年龄阶段。

国外有研究指出，约40%的中老年男性可能会出现不同程度的更年期症状，这是以其体内激素水平和心理状态由盛转衰为基础的过渡时期。如果这个变化过程比较缓和，男性可以没有任何明显的临床异常；如果这个变化过程比较激烈，男性同时表现出一定程度的心身异常（如情绪不稳定、失眠、头痛、高血压、心悸、性欲减退及勃起功能障碍等），则称为男性迟发性性腺功能减退症。

男性迟发性性腺功能减退症的发生率会随男性年龄的增长而逐渐增加，但中老年男性出现相关临床症状和体征的概率却并不会随年龄的增长而无限度增加，相反会逐渐减少，直至消失。这些临床症状、体征只是男性生命过程中的阶段性事件，并不是所有性腺功能低下的中老年男性都会出现相关的临床症状、体征。

目前，有研究表明，男性迟发性性腺功能减退症在我国与在西方国家中的发生率存在差异，中国人的发生率为10%~20%，西方人的发生率为16%~30%，该现象与种族、饮食及文化存在差异有关。鉴于目前全球范围内对该病尚无完全统一的诊断标准，研究者们往往按照各自的诊断标准进行调查，故现有的研究结果之间存在一定程度的差异。

（刘夏铭　华中科技大学同济医学院附属同济医院）

21 | 男性为什么会患迟发性性腺功能减退症？

问题：

我今年50岁，最近总感觉性生活力不从心，上班也提不起精神，有人说我可能患有男性迟发性性腺功能减退症，但我平时身体健康，且无不良嗜好，为什么会患该病？

回答：

年龄增长导致的睾酮水平降低是男性迟发性性腺功能减退症发生、发展的直接和必然因素。随着年龄的增长，下丘脑-垂体-性腺轴功能衰退，对睾酮的调节变得迟钝，尤其是对睾酮水平降低的负反馈调节变得迟钝，睾酮水平降低不能有效代偿；睾丸功能衰退，分泌的睾酮减少；血清雄激素结合蛋白水平增加，导致与雄激素结合蛋白结合的睾酮增多，能发挥生物学作用的睾酮水平降低；雄激素受体对雄激素的敏感性下降。上述都是年龄导致睾酮水平降低的机制。

还有一些情况易导致男性迟发性性腺功能减退症的发生。

（1）疾病和药物的影响：一些慢性疾病、药物会加快睾酮水平下降的速度，如代谢综合征、睾丸损伤等疾病，以及影响睾酮分泌的药物（如促性腺激素释放激素抑制剂）等。

（2）超重：睾酮水平会随着男性体重的增加而降低，超重程度越高，睾酮越被稀释。同时，脂肪组织中含有较多的芳香化酶，其可促进雄激素向雌激素转化，过高的雌激素会对抗雄激素的作用，加重雄激素缺乏。

（3）其他因素：①不良的生活方式，如吸烟、酗酒等；②环境与遗传因素的影响，如环境污染、营养不良等；③精神和心理因素，如精神压力；④社会经济水平和文化教育水平，如家庭经济条件差、接受教育程度低、防治疾病的理念和条件缺乏等。具有上述因素的男性更容易患男性迟发性性腺功能减退症或加重病情。

男性可以对照以上情况，进行自我分析，找到患病原因并加以改进，对控制病情是有帮助的。

（李忠远　华中科技大学同济医学院附属武汉中心医院）

22 哪些人更容易患男性迟发性性腺功能减退症？

问题：

我今年 45 岁，是公司的中层领导，常负责接待工作，需要饮酒、熬夜，最近总感觉身体疲乏、提不起精神，偶然听说男性迟发性性腺功能减退症这个病，请问我是不是患了该病？哪些人更容易患该病？

回答：

男性迟发性性腺功能减退症是一种与年龄增长相关的、因睾丸分泌睾酮的功能轻度不足导致的临床症候群。该病的发病机制复杂，至今尚未完全阐明，且广泛影响全身多器官、多系统的功能，临床表现多样。

中年男性需要警惕男性迟发性性腺功能减退症的发生。一般情况下，男性迟发性性腺功能减退症患者会有性功能障碍、精神心理障碍及体能下降等表现。性功能障碍一般表现为性欲减退、性生活质量下降，同时可能伴有勃起功能障碍。精神心理障碍一般表现为精神状态差、注意力分散、健忘、情绪不稳定、睡眠障碍及抑郁等。体能下降一般表现为易疲劳、乏力、疼痛、潮热、出汗及心悸等。如果中老年男性具有上述症状，则需要去医院排查该病。

男性迟发性性腺功能减退症的危险因素主要包括疾病影响、药物影响、生活方式影响和环境影响 4 个方面。疾病影响具体指是否患有睾丸下降不全、睾丸扭转、睾丸炎及精索静脉曲张等；药物影响具体指患者是否滥用过壮阳药、激素类药物等；生活方式影响具体指患者是否有吸烟、酗酒、熬夜等不良习惯；环境影响具体指患者是否接触过环境毒物等。若男性存在以上危险因素，且到了一定年龄，又有相关症状，就应该定期去医院检查睾酮水平，以尽早发现男性迟发性性腺功能减退症。除此之外，临床上有些疾病和男性迟发性性腺功能减退症的症状有类似之处，如心脏神经症等，需要专业医生进行鉴别诊断。

（宋靖宇　华中科技大学同济医学院附属同济医院）

23 超重人群为何更易患男性迟发性性腺功能减退症？

问题：

我是个比较"宅"的人，不太爱运动，体重超重，请问超重人群是不是更易患男性迟发性性腺功能减退症？超重人群能否通过规律的运动来预防该病？

回答：

目前认为，超重和男性迟发性性腺功能减退症互为因果。一方面，超重可加速诱导男性迟发性性腺功能减退症的发生。这是因为超重时人体内的血清瘦素水平会逐渐增加，进而影响下丘脑-垂体-睾丸轴的正常功能，抑制睾丸分泌睾酮。同时，脂肪组织中含有较多的芳香化酶，超重者脂肪组织含量的增加会导致芳香化酶的含量及活性相应增加，使体内的雄激素过多向雌激素转化，从而降低雄激素水平。过多的脂肪组织还可以通过释放一些细胞因子来减少体内雄激素的合成。因此，超重男性发生迟发性性腺功能减退症的概率更高。另一方面，由于雄激素有促进脂肪代谢的作用，因而当男性体内的雄激素水平下降后，易导致脂肪组织尤其是内脏脂肪增加，体重超重，并且可以进一步出现胰岛素抵抗和瘦素抵抗。有研究表明，超重者的体重越重，睾酮水平越低。

鉴于超重与男性迟发性性腺功能减退症互为因果的关系，建议中老年超重男性通过适当锻炼进行减重，以降低男性迟发性性腺功能减退症的发生风险。同时，对于男性迟发性性腺功能减退症患者而言，运动减重也是重要的非药物治疗方式，也可以将其视为基本治疗。生命在于运动，适宜的运动不仅有助于保持身体健康，还有助于培养良好的心态，这对于男性迟发性性腺功能减退患者的身体和心理都有积极的意义。

（巩佳男　华中科技大学同济医学院附属同济医院）

24 | 男性迟发性性腺功能减退症与糖尿病有关系吗？

问题：

我患糖尿病多年，血糖控制得不稳定，最近医生又怀疑我患有男性迟发性性腺功能减退症，建议我进行检查，请问糖尿病与男性迟发性性腺功能减退症有关系吗？

回答：

糖尿病是临床较常见的慢性疾病。正常情况下，若患者的血糖控制较佳，并发症发生的概率会较低，但当血糖控制不佳或患者处于糖尿病进展期及终末期，会导致一系列并发症，包括大血管并发症、微血管并发症及神经病变。大血管并发症包括冠状动脉、脑血管及外周血管受累。而微血管并发症和神经病变主要包括视神经损伤、勃起功能障碍等。

有研究表明，糖尿病会降低男性体内的睾酮水平。糖尿病患者体内血糖水平明显升高，可以抑制下丘脑促性腺激素释放激素脉冲，导致体内黄体生成素下降，进而引起睾丸分泌睾酮减少。血糖升高还可以抑制雄激素合成过程中的关键酶，从而减少雄激素的合成。此外，血糖升高还会导致雄激素在外周脂肪组织中向雌激素转化增多，睾丸局部血管内皮及神经功能异常。有研究表明，糖尿病男性患者的雄激素水平下降。而男性迟发性性腺功能减退症的主要病因就是血清雄激素水平低下。

另外，雄激素水平下降导致脂肪组织尤其是内脏脂肪增加，体重超重，患者进一步出现胰岛素抵抗和瘦素抵抗，反过来会加重糖尿病。

总之，糖尿病是男性迟发性性腺功能减退症的危险因素，男性迟发性性腺功能减退症也会加重糖尿病的病情。因此，对于伴有糖尿病的男性迟发性性腺功能减退症患者，两者的治疗往往相辅相成。控制好血糖，有利于减轻男性迟发性性腺功能减退症的症状；而控制男性迟发性性腺功能减退症，有利于提高机体对胰岛素的敏感性和控制血糖。只有两者协同治疗，患者定期随访，医生根据患者的具体情况调整治疗，才能更好地促进患者的康复。

25 | 睾丸活检会导致男性迟发性性腺功能减退症吗？

问题：

我患有非梗阻性无精子症，为了生育进行过多次睾丸活检，自身感觉双侧睾丸比以前缩小了许多，听说做睾丸活检会导致发生男性迟发性性腺功能减退症的概率升高，请问是真的吗？这两者有什么联系？

回答：

睾丸活检只是取出一块极小的睾丸组织进行分析化验，一般不会影响睾丸的整体功能，也不会改变睾丸大小。睾丸活检是一项有创检查，但只有极小的概率会对睾丸造成不可逆的伤害。活检进行后，睾丸组织会对细微损伤迅速进行自我修复。本例患者自我感觉睾丸变小了很多，主要是自己的心理暗示。

中老年男性常发生迟发性性腺功能减退症，主要因年龄增长导致睾丸功能下降，从而对机体多系统、多器官及其功能产生不利影响，导致一系列雄激素缺乏的相关症状。

目前，没有任何证据表明睾丸活检与男性迟发性性腺功能减退症的发生存在关联。睾丸活检本身并不会直接导致男性迟发性性腺功能减退症，只有在活检导致睾丸发生器质性病变的情况下才可能由此导致与男性迟发性性腺功能减退症类似的症状。而在排除睾丸病变及全身严重疾病的情况下，男性迟发性性腺功能减退症是每一位中老年男性都有可能面临的问题，其与年龄增长导致的自身内分泌功能下降有直接联系。

若本例患者担心的睾丸活检导致睾丸变小，可以前往正规医院进行相关检查，确诊睾丸是否存在萎缩及是否是因为活检而导致萎缩。

（李　瑞　华中科技大学同济医学院附属同济医院）

26 | 年轻时过度自慰会不会导致男性迟发性性腺功能减退症？

问题：

我今年 40 岁，从 18 岁时开始有自慰的习惯，最多时每周 5 次，结婚后就没有了，最近开始感觉身体无力、心情烦闷、做事提不起精神，请问我现在的情况会不会与年轻时过度自慰有关？

回答:

男性在没有固定性伴侣的情况下,适度自慰可以起到调节心身健康及缓解性压力和性欲望的作用。过度自慰可能会影响男性的心身健康,导致其出现精神萎靡、身体乏力,以及性器官隐痛、麻木等不适,在其调整好自慰频率及适度休息后,精神状态可慢慢恢复。

鉴于本例患者婚后多年已不再自慰,最近出现的身体乏力、心情烦闷等情况应与年轻时过度自慰无关。本例患者出现不适的原因可能为平时工作紧张、生活压力大、生活作息不规律,导致健康状况较差。随着年龄的增长,人体各方面的功能都在逐步下降,内分泌功能较年轻时衰退,由此造成激素水平下降,从而导致身体乏力、心情烦闷、无精打采等情况出现。若男性长期出现上述表现,则需怀疑是否为男性迟发性性腺功能减退症。男性在到了一定年龄后,由于机体逐渐衰老,内分泌功能尤其是性腺功能逐步失调或减退,出现一组特定的症候群,称为男性迟发性性腺功能减退症,主要症状如下。

(1)潮热、多汗、胸闷及心慌。

(2)焦虑、自我感觉不佳、记忆力减退、抑郁、自卑、缺乏自信心及无原因感到恐惧。

(3)失眠或瞌睡、食欲缺乏、便秘及腰背疼痛等。

(4)可见乳房增大,双侧睾丸可变软,甚至变小。

需要注意的是,上述症状并不具有特异性。一些精神心理

中老年男性如何走出更年期

障碍、原发性及继发性性腺功能减退症等，也可导致男性出现以上症状。因此，中老年男性若出现以上症状，应前往正规医院的泌尿外科或男科就诊，以排查是否患了男性迟发性性腺功能减退症。

（冯　焕　华中科技大学同济医学院附属同济医院）

27 | 长期吃泼尼松会导致疲乏和勃起功能障碍吗？

问题：

我今年55岁，患类风湿关节炎5年多了，口服泼尼松已经3年了，最近1年感觉精力不足、经常忘事、体力明显下降，且时常会感觉抑郁和烦躁，性功能减退，请问上述情况与类风湿关节炎有关系吗？我需要停止服用泼尼松吗？

回答：

类风湿关节炎患者的性激素水平一般是正常的。有研究对类风湿关节炎患者进行长期观察，发现绝大部分患者保持正常的性功能。因此，尽管类风湿关节炎患者有疼痛、疲劳等不适表现，但只要医生给予科学指导，这些表现是可以改善的。

糖皮质激素类药物，如泼尼松、氢化可的松、地塞米松等，因可有效控制风湿免疫疾病而被广泛使用，但长期使用可能反馈性地影响机体的垂体功能，抑制下丘脑-垂体-性腺轴及下丘脑-垂体-肾上腺轴，从而导致雄激素的分泌减少。

雄激素是男性维持正常性欲及生殖功能的激素，对全身的代谢功能也起一定的调节作用。本例患者是一位中老年男性，雄激素水平降低有可能会导致焦虑、抑郁、记忆力减退、注意力不集中、易疲劳、失眠、潮热，甚至是勃起功能障碍。

需要注意的是，并不是每例口服糖皮质激素的患者均会发生上述表现，与个体差异及药物制剂、剂量、疗程等多种因素有关。

至于本例患者是否需要停止服用泼尼松，首先需要听从专科医生的指导，确定类风湿关节炎的病情如何，是否可以停止服用泼尼松或改为其他药物治疗。然后，明确自己的这些情况是否真正与该药物的使用有关。

建议本例患者前往正规医院的泌尿外科及风湿免疫科进行相关检查，明确导致这些情况的真正原因，因病施治。目前，本例患者应放松心态，切莫杞人忧天、过度焦虑。

（孙涛涛　华中科技大学同济医学院附属同济医院）

28 | 男性迟发性性腺功能减退症有哪些危害？

问题：

我今年 43 岁，被诊断为男性迟发性性腺功能减退症，请问该病会给身体带来哪些危害？

回答：

男性迟发性性腺功能减退症出现的主要原因是与年龄增长有关的雄激素缺乏，故该病给人体带来的改变主要是由于雄激素缺乏的影响所致。

雄激素对人体全身各个系统都有直接或间接的生理作用。雄激素可以作用于性相关的大脑中枢神经系统及性器官，缺乏时可以引起性欲降低、勃起功能障碍和射精功能障碍等性功能减退症状。

雄激素还可以作用于骨骼和肌肉，缺乏时可导致骨质疏松、骨密度下降、进行性肌肉量减少，进而导致肌力下降、易疲劳、日常生活活动能力下降、易跌倒和发生跌倒性损伤。

雄激素也可以作用于中枢神经系统、心血管系统，缺乏时可以引起一系列精神心理障碍（如焦虑、失眠、情感淡漠、记忆力减退等）和心血管疾病（如动脉粥样硬化和冠状动脉粥样硬化性心脏病）的发生率增加。雄激素缺乏还可引起贫血、体重超重，降低机体对胰岛素的敏感性，从而造成代谢综合征。

虽然雄激素缺乏可以导致人体全身各个系统出现问题，但这些可能出现的临床症状并不是男性迟发性性腺功能减退症的特有临床表现，不太可能同时出现在一个人身上。大多数被诊断为男性迟发性性腺功能减退症的患者，只有上述其中一部分临床表现，这些临床表现提示其有血清雄激素缺乏的可能性。医生通过检测男性的血清雄激素水平，再结合其年龄，才可做出男性迟发性性腺功能减退症的诊断。一些其他因素，如其他疾病、药物、严重超重、不良的生活方式、精神心理问题等，也可以引起上述临床表现中的一项或多项。

因此，男性不必过于担心雄激素缺乏带来的全身影响，若出现了男性迟发性性腺功能减退症的相关症状，应及时去正规医院就诊，平常注意养成良好的饮食和生活习惯，戒除不良嗜好，坚持适度的体育锻炼，都有助于治疗。

（胡斌涛　华中科技大学同济医学院附属同济医院）

29 男性迟发性性腺功能减退症为何会影响性功能？

问题：

我今年42岁，是个"白领"，上班后工作环境一直没有改变，工作强度近1~2年也差不多，身体尚健朗，但近1~2年我明显感觉体能变差、心情容易烦躁、性功能减退，请问我的情况正常吗？

回答：

这并不是一个正常现象，而是男性迟发性性腺功能减退症的预警信号。当男性到中年时，会出现类似于女性更年期综合征的改变，如勃起功能障碍、易疲劳、认知功能和记忆力下降、烦躁等问题，可能是迟发性性腺功能减退症。

出现该病的主要原因为，随着年龄的增长，男性体内主要的雄激素即睾酮的含量缓慢减少，导致出现上述表现。有研究表明，雄激素可以通过中枢神经系统调节性欲。在一定范围内，血清睾酮水平越高，男性产生性欲的能力越强。雄激素还可以通过调节雄激素受体，影响阴茎勃起相关酶类的表达，同时对海绵体结构产生影响，参与调控阴茎勃起。

有研究表明，中老年男性发生晨勃次数减少、性欲减退、勃起功能障碍，与雄激素水平下降密切相关；血清雄激素水平低下的男性，性幻想减少。还有研究表明，睾酮水平下降时，男性最先发生的变化是晨勃次数减少；睾酮水平继续下降到一定阈值以下，会导致男性出现性欲减退和勃起功能障碍，表现为阴茎勃起困难、勃起硬度下降或勃起不持久、夜间勃起次数和勃起硬度下降等。男性迟发性性腺功能减退症患者还可出现一系列情绪和认知方面的症状，例如，抑郁、情绪低落、易激惹；精力下降，容易疲倦和乏力；智力和空间技巧活动降低；易失眠，出现睡眠障碍；记忆力减退、注意力不集中。

需要注意的是，男性迟发性性腺功能减退症还可以与勃起功能障碍合并存在。对于存在勃起功能障碍的男性迟发性性腺功能减退症患者，一般首先采用睾酮补充治疗，如睾酮达到治疗目标后，勃起功能仍无明显改善，可加用治疗勃起功能障碍的药物，如西地那非等，效果更好。

（王思达　华中科技大学同济医学院附属同济医院）

30 晨勃次数减少，是自慰导致的吗？

问题：

我今年 43 岁，平时身体健康状况尚佳，没住过院，也没做过手术，但最近一段时间，我发现晨勃次数减少，半个月也不一定出现一次，我有过 20 余年的自慰史，听说自慰对身体有伤害，请问晨勃次数减少会不会与自慰有关？

回答：

自慰曾一度被认为是有害且罪恶的，但这一观点已经发生了改变。目前认为，适度的自慰不会对人体造成伤害，尤其对单身男性而言，相反还可以满足其性需求。并且，自慰是一种自娱自乐的行为，不会传染性传播疾病。

适度的自慰无害，男性朋友无须担心，也无须在自慰后产生内疚、自责等情绪，或将自身疾病与自慰牵强附会地联系在一起。但频繁自慰确实有可能导致男性出现注意力不集中、疲乏无力、记忆力下降、性欲下降等情况，影响正常的生活和夫妻性生活。

晨勃次数减少是提示勃起功能障碍的一个辅助指标，但不是诊断标准。目前，并无正常男性晨勃频率的数据，但中年男性晨勃次数较以往下降，确实需要警惕男性迟发性性腺功能减退症的发生。男性迟发性性腺功能减退症可能会导致男性出现勃起功能障碍、易疲劳、认知功能下降、记忆力下降及烦躁等一系列性表现。发生该病的主要原因是随着年龄的增长，男性体内睾酮水平缓慢下降。目前，临床上没有任何证据证明自慰会导致男性迟发性性腺功能减退症的发生，两者并无关联。

（王思达　华中科技大学同济医学院附属同济医院）

31 中老年男性出现勃起功能障碍的原因有哪些？

问题：

我今年 45 岁，年轻时和妻子性生活时从未服用过西地那非等壮阳药，但 40 岁之后，我发现自己的阴茎勃起不够坚挺、性生活时间缩短，需要服用西地那非等壮阳药来达到满意的性生活，请问我的情况是由年龄导致的，还是由疾病导致的？

回答：

男性随着年龄的增长，性功能都会出现一定程度的下降，这是人体功能降低引起的自然现象。但是，如果男性发现自己的性功能明显减退，应该积极到正规医院就诊。

中老年男性发生勃起功能障碍的常见原因如下。

（1）雄激素水平降低：性腺功能减退、甲状腺功能亢进症、高催乳素血症等都会导致男性雄激素水平下降，从而引起勃起功能障碍。

（2）代谢性疾病：如高血压、高脂血症和糖尿病，都可能导致勃起功能障碍。

（3）药物因素：抗精神病药物如奥氮平等、抗雄激素药物如比卡鲁胺等，都可能导致勃起功能障碍。

（4）损伤：如老年男性行前列腺根治术或前列腺电切术，以及外伤等，都可能导致勃起功能障碍。

如果患者病因明确，则治疗上应首先处理原发病因。如果原发病因纠正后勃起功能仍无好转，或检查后没有发现明确病因，患者可以服用西地那非等药物治疗。西地那非是勃起功能障碍的一线治疗药物，不良反应较小，也不会让服用者产生药物依赖。西地那非等壮阳药不仅有利于阴茎勃起，辅助男性完成满意的性生活，还有利于增强男性的自信心，改善其精神状态。

当然，勃起功能的改善不能仅依靠药物。首先，男性要正确认识中老年勃起功能下降是年龄增长的正常现象，身体不可能永远都保持"十八岁"的状态；其次，男性要量力而行，根据自身状况决定性生活的频率；最后，男性要注意养成良好的生活习惯，加强锻炼，合理膳食，改善全身的健康状态。以上措施可以提高男性的勃起功能。

（魏　先　华中科技大学同济医学院附属同济医院）

32　中老年男性发生迟发性性腺功能减退症，会影响生育吗？

问题：

我今年48岁，还想生育，但我现在性能力很差且性欲低下，还掉头发，请问这是什么情况？对生育有什么影响？

回答：

根据本例患者的年龄和表现，怀疑患有男性迟发性性腺功能减退症。

男性迟发性性腺功能减退症会影响患者的性欲和勃起功能，导致其在夫妻性生活时"力不从心"，对生育有不利影响。此外，由于男性的睾丸功能下降，使睾丸产生的睾酮下降，也会影响睾丸产生精子，导致精子质量下降，进而影响受孕。

生育是男女双方的事情，任何一方出现问题都会导致受孕失败。如果夫妻想要自然妊娠，首先需要顺利进行性生活，男性必须通过规范治疗使性功能恢复。其次，对于男性而言，最重要的是有比较优质的精子，故需要进行精液常规检查，确保精子质量。必要时，男性可以采用一些促进生精的治疗方法以提高精子质量。最后，女方还需要进行生殖系统检查，确保满足妊娠的条件。

需要注意的是，中老年夫妻若想生育，存在一定风险，高龄产妇在妊娠和分娩的过程中都会出现相应风险，严重者甚至会危及生命。此外，高龄夫妻诞生的婴儿患有先天性疾病的风险也会增加。因此，中老年夫妻想要生育应慎重！

（汪道琦　华中科技大学同济医学院附属同济医院）

33 | 老年男性为什么会出现乳腺发育？

问题：

我今年60岁，平时身体健朗，但最近我的双侧乳房变大，仿佛青春期少女开始发育一样，去医院检查后发现腺体组织和脂肪组织增生，请问这种情况是什么原因导致的？

回答：

正常情况下，男性体内雄激素占主要地位，女性体内雌激素占主要地位。雌激素有刺激乳腺发育的作用，而雄激素则没有这样的作用。因此，男性一般不会出现乳腺异常增生或发育。但是，当疾病导致雄激素和雌激素的比例失衡时，男性就可能出现乳腺异常发育。老年男性出现乳腺异常发育的原因如下。

（1）睾丸病变：睾丸功能减退，如睾丸炎、睾丸损伤、睾丸肿瘤、先天性睾丸发育不良、睾丸切除术等导致睾丸合成和分泌雄激素的能力减弱，使雄激素水平下降；睾丸异常分泌雌激素，如一些睾丸肿瘤（绒毛膜癌、畸胎瘤及少数精原细胞瘤）会导致内分泌失调，导致雄激素和雌激素的比例失衡，雌激素比例相对增加。

（2）肾上腺疾病：肾上腺也是男性产生雌激素的重要场所，

当肾上腺发生病变时，如功能性肾上腺皮脂腺瘤，可能导致雌激素异常分泌，引起雌激素水平升高。

（3）肝病变：肝是激素分解代谢的重要器官，当肝发生病变时，雌激素分解异常，无法排出体外，导致体内雌激素异常聚集。例如，肝硬化、肝癌、肝炎等都会导致肝功能下降，引起雌激素分泌增多，导致乳腺发育。

（4）药物影响：据报道，雌激素、绒毛膜促性腺激素、抗雄激素类药物，以及西咪替丁、螺内酯、异烟肼、利血平、苯妥英钠、地西泮（安定）等，都可以导致雌激素水平升高。

此外，男性迟发性性腺功能减退症也可导致雄激素水平下降，部分患者也可能出现男性乳腺发育的现象。男性在发现乳腺异常发育时，应主动就诊、寻找病因、积极治疗。

（张　岩　华中科技大学同济医学院附属同济医院）

34 为什么睾酮缺乏会影响男性的情绪和记忆力？

问题：

我是一位中年男性，最近经常出现健忘、心情烦躁，有人说我可能患有男性迟发性性腺功能减退症，睾酮水平降低，请问睾酮水平与心情和记忆力有关系吗？

回答：

认知功能包括感知觉、记忆、注意、语言、思维、意识、情感、结构运用及高级执行能力、定向力和自知力等。

有研究表明，睾酮水平与认知功能密切相关。人体大脑中的不同部位都有雄激素受体分布。人从胎儿期开始，雄激素就参与了大脑神经的环路形成过程。大量研究表明，在中老年男性中，游离睾酮的水平与视觉记忆、语言记忆、视空间能力呈正比，即游离睾酮水平较高者，其视觉记忆、语言记忆、视空间能力更高。

男性迟发性性腺功能减退症是由于随着年龄的增长，男性体内的睾酮水平逐渐降低，出现一系列性腺功能减退的症候群，其中认知功能减退是重要的症状之一。而补充睾酮后，患者的认知功能显著改善。还有研究发现，睾酮缺乏可以增加阿尔茨海默病的发生率，睾酮补充治疗可改善患者的总体生活质量。

睾酮还与精神心理密切相关。有研究表明，睾酮水平与情绪控制能力呈正相关，生物活性睾酮水平低下者易患抑郁症。此外，睾酮水平还与男性的精力有关。有研究表明，男性迟发性性腺功能减退症患者容易出现抑郁、情绪低落、易激惹、精力下降、疲倦和（或）乏力、失眠等表现。雄激素补充治疗后，患者的精力和不良情绪均有明显改善。

针对目前的情况，本例患者可以到正规医院的泌尿外科或男科进行诊治，同时进行自我放松或适当的体育活动来改善心情。

（巩佳男　华中科技大学同济医学院附属同济医院）

35 男性迟发性性腺功能减退症的诊断标准是什么？

问题：

我今年 52 岁，最近常感觉神疲乏力、易激动，性生活质量也下降了，有人说我这是到了男性更年期，患上了男性迟发性性腺功能减退症，请问我这种情况到底是不是男性迟发性性腺功能减退症？

回答：

临床上，判断一个人是否患有男性迟发性性腺功能减退症，一般遵循的标准有：首先，患者必须是中老年男性；其次，必须有睾酮水平降低的相关症状；最后，检测结果显示血清睾酮水平降低。一般而言，以总睾酮（TT）<10.41nmol/L 为标准。

睾酮水平降低引起的问题包括性功能障碍、精神心理障碍及体能下降等。性功能障碍一般表现为性欲减退、性生活质量下降，同时患者可能出现勃起功能障碍。精神心理障碍一般表现为精神状态差、注意力分散、健忘、情绪不稳定、睡眠障碍及抑郁等。体能下降一般表现为易疲劳、乏力、疼痛、潮热、出汗及心悸等。

男性体内睾酮的分泌具有昼夜节律性特征，一般清晨高，下午及夜间降低。睾酮水平还易受环境的影响。血清总睾酮包括与雄激素结合蛋白结合的睾酮及生物活性睾酮。其中，生物活性睾酮直接体现睾酮的生理作用。因此，总睾酮水平不能准确反映人体利用雄激素的状况，偶尔1次的测量结果也可能存在误差，不足以作为诊断男性迟发性性腺功能减退症的证据。临床一般将测量3次非同日的清晨睾酮水平作为诊断男性迟发性性腺功能减退症的参考依据，测量前男性需要保证充足的睡眠和正常的作息，并空腹采血，以将这些因素的影响降至最低。

需要注意的是，男性迟发性性腺功能减退症还需要与结核、糖尿病、肿瘤等相鉴别，医生应该给予患者全面检查，以综合考虑，最终明确诊断。

（唐　哲　华中科技大学同济医学院附属同济医院）

36 | 男性迟发性性腺功能减退症该如何自查？

问题：

我今年 65 岁，最近看报纸，发现中老年男性常发生迟发性性腺功能减退症，看完后我害怕自己也患了该病，请问有哪些简单的方法能够自查？准确率怎么样？

回答：

随着年龄的增长，男性也和女性一样会面临更年期这一特殊问题。如果男性出现相应的临床症状，称为男性迟发性性腺功能减退症。男性朋友可以根据相关的量表来判断自己是不是患有该病，如中老年男性雄激素缺乏（ADAM）自评量表、老年男性睾酮缺乏症状（AMS）调查表。这些量表主要是男性通过对自身状态的判断，来检测是否患有男性迟发性性腺功能减退症。

中老年男性雄激素缺乏（ADAM）自评量表包含 10 个问题：①是否有性欲减退？②是否有体能下降？③是否有体力和（或）耐力下降？④是否有身高变矮？⑤是否有生活乐趣降低？⑥是否有忧伤和（或）脾气不好？⑦勃起功能是否降低？⑧体育运动能力是否下降？⑨餐后是否爱打瞌睡？⑩最近的工作表现是否不佳？该自评量表的敏感性为 88%，特异性为 60%。如果⑦或任何

3个问题的答案都是"是"，那么就说明是一个阳性结果。测评者需要及早就医，行进一步的检查以确诊并接受规范治疗。

老年男性睾酮缺乏症状（AMS）调查表包含 17 个问题：①感到总体健康状况下降（主观感受）。②关节痛和肌肉痛（腰痛、关节痛、四肢痛、全背痛）。③多汗（非预期的或突然的阵汗、非劳力性潮热）。④睡眠障碍（入睡困难、睡眠过程障碍、早醒或感觉疲劳、睡眠质量差、失眠）。⑤需要增加睡眠时间，常感到疲劳。⑥烦躁、易怒（爱发脾气、为小事生气、情绪化）。⑦神经质（压力大、焦虑、烦躁不安）。⑧焦虑不安（感到惊恐）。⑨体力极差、缺乏活力（表现总体下降、活动减少、对休闲活动缺乏兴趣、感到做事少和收获少、感到必须强迫自己参加一些活动）。⑩肌肉力量减少（感到无力）。⑪情绪忧郁，表现为情绪低落和波动、忧伤、欲落泪、缺乏动力、做什么事情都没有兴趣。⑫感到个人已走下坡路了。⑬感到精疲力竭，人生到了最低点。⑭胡须生长减少。⑮性生活的能力及频率减少。⑯晨勃次数减少。⑰性欲减退、性生活失去愉悦感、缺乏性交欲望。每一个问题对应 5 个等级，分别是：无症状，1 分；轻微，2 分；中度，3 分；严重，4 分；非常严重，5 分。如果最终总分>27分，则说明是阳性结果，男性需要及时就医。

男性迟发性性腺功能减退症是中老年男性生命过程中特定时期所出现的一种临床症候群，可伴有或无血清总睾酮水平降低。如果男性检测发现血清总睾酮水平降低，则可进一步确定患有男性迟发性性腺功能减退症。如果血清总睾酮水平正常，男性需要进一步测量生物活性睾酮，以确定是否患有男性迟发性性腺功能减退症。

(汪道琦　华中科技大学同济医学院附属同济医院)

37 | 怀疑患了男性迟发性性腺功能减退症，做性激素检测有哪些注意事项？

问题：

我今年 42 岁，前年因为工作压力大、疲劳、性生活不和谐去医院检查，医生怀疑我患有男性迟发性性腺功能减退症，建议我做性激素检测，请问做性激素检测有哪些注意事项？

回答：

本例患者是中年男性，出现了精力下降、性功能减退等表现，符合迟发性性腺功能减退症的发病年龄和相关症状特点，但还不能确诊，因为引起该病相关症状的因素有很多，如慢性病、药物、激素缺乏、睡眠规律紊乱等。因此，男性需要进一步做性激素检测来进行鉴别诊断和确诊。

男性的雄激素分泌具有明显的昼夜节律性，表现为晨高夜低的特点。血清雄激素检测的具体指标有血清总睾酮、游离睾酮、生物活性睾酮及与雄激素结合蛋白结合的睾酮，它们均具有昼夜节律性。正常年轻男性和中年男性的血清睾酮水平高峰均在 6：00~11：00（24 小时制），而老年男性血清总睾酮水平的节律性会变得迟钝，但 75 岁以下老年男性在生物活性睾酮和游离睾酮水平上仍具有明显的节律性。故医生建议，年轻、中年及老年男性测量睾酮及相关指标选择的采血时间为 11：00之前。但对于老年男性来说，如果只测量血清总睾酮水平，采血时间的要求可以放宽，接诊时间为下午的患者没必要再次于清晨采血检测。

另外，男性作息时间不规律会明显影响血清睾酮的昼夜节律性，故医生建议男性在采血检测前应保证规律的作息和充足的睡眠，这样检测结果比较可靠。并且，短时间内在稳定状态下测定雄激素水平也可能具有较大差异，故男性有必要重复测量雄激素水平，通常建议间隔 1 周或 2~4 周，非同日测定 2 次清晨雄激素水平，同时还应检测血清卵泡刺激素（FSH）、黄体生成素（LH）和催乳素（PRL）的水平来协助明确诊断。

（胡斌涛　华中科技大学同济医学院附属同济医院）

38 睾酮水平偏低一定是男性迟发性性腺功能减退症吗?

问题:

我今年 45 岁,体检时性激素检测的结果显示总睾酮水平偏低,听说睾酮水平降低可能会导致男性迟发性性腺功能减退症,请问睾酮水平偏低一定是该病吗? 我今后需要注意什么?

回答:

男性迟发性性腺功能减退症的诊断需要满足 2 个标准:第一,出现男性迟发性性腺功能减退症的相关症状,如潮热、多汗、焦虑、抑郁、精力下降、性功能减退等;第二,血清总睾酮水平降低。两者缺一不可。男性总睾酮水平偏低,但无相关症状,不能诊断为男性迟发性性腺功能减退症。如果本例患者平时无明显的潮热、多汗、焦虑、抑郁、精力下降、性功能减退等症状,可不必担心;如果有上述症状,则有可能是男性迟发性性腺功能减退症,需要去医院进一步评估。

睾酮的分泌具有昼夜节律性特征,一般清晨高,下午及夜间降低。睾酮水平极易受到环境的影响,许多因素如精神紧张、饮食不规律、睡眠规律紊乱等都会显著影响男性睾酮的分泌量。男性从中年开始,随着年龄的增长,睾丸产生的睾酮量逐年下降。

血清总睾酮包括游离睾酮和结合型睾酮。游离睾酮和与白蛋白结合的睾酮又称为生物活性睾酮。生物活性睾酮是直接体现睾酮生理作用的睾酮。因此，总睾酮水平不能准确反映人体利用雄激素的状况。偶尔 1 次的测量结果也因为存在误差，故不足以作为诊断男性迟发性性腺功能减退症的证据。临床一般将测量 3 次非同日的清晨睾酮水平作为诊断男性迟发性性腺功能减退症的参考依据，测量前男性需要保证充足的睡眠和正常的作息，并空腹采血，以将这些因素的影响降至最低。

男性迟发性性腺功能减退症的危险因素除了年龄外，还有疾病、体重严重超重、不良的生活方式等。因此，平常注意养成良好的饮食和生活习惯，戒除不良嗜好，坚持适度的体育锻炼，保持身材，保持愉悦的心情和开朗的心理素质等，都可以帮助中老年男性延缓更年期，有助于男性迟发性性腺功能减退症的治疗。

（宋　文　华中科技大学同济医学院附属同济医院）

39 男性迟发性性腺功能减退症易与哪些疾病相混淆？

问题：

我已步入中年，最近出现疲乏、嗜睡，且工作时总无精打采，同时食欲缺乏，感觉吃了东西都不消化，我在网络上寻医问诊，有人说我符合男性迟发性性腺功能减退症的表现，会不会是其他疾病？

回答：

男性迟发性性腺功能减退症的症状无特异性，可能的表现有：①性欲减退、性活动减少及勃起功能障碍。②抑郁、情绪低落、易激惹、精力下降、易疲倦和（或）乏力、智力和空间技巧活动降低、睡眠障碍、记忆力减退、注意力不集中及工作效率不高。③潮热、阵汗、乳房发育和贫血、向心性肥胖、体重增加、腹围增加、皮下脂肪增多，严重时可出现毛发减少、睾丸体积变小和质地变软等。本例患者的症状和男性迟发性性腺功能减退症的临床表现有相似之处，但还是需要与其他可产生类似症状的疾病相鉴别。

（1）原发性或继发性性腺功能减退症：原发性性腺功能减退症的主要病变在睾丸，表现为睾丸和阴茎较小、第二性征不明显。继发性性腺功能减退症的主要病变在下丘脑-垂体，临床上常见的下丘脑-垂体疾病有垂体性侏儒症、垂体肿瘤、肢端肥大症、库欣综合征等。原发性或继发性性腺功能减退症往往有明确的病因，而男性迟发性性腺功能减退症往往难找到明确的病因。

（2）精神心理障碍：患有精神心理障碍的中老年男性往往会出现情绪不稳定、烦躁、焦虑、悲观、睡眠差、多梦、疲乏、记忆力减退、注意力不集中、反应迟钝等表现，与男性迟发性性腺功能减退症的表现类似。医生通过症状筛查评估、血清睾酮检测，必要时给予睾酮补充试验性诊断治疗，可以做出鉴别诊断。

（3）原发性勃起功能障碍：医生可以通过询问病史、国际勃起功能指数 5（IIEF-5）量表和症状筛选量表的评估结果、血清生殖内分泌激素检测的结果及试验性睾酮补充治疗的反应进行鉴别诊断。

（4）慢性病：当糖尿病、肝肾功能损伤、恶性肿瘤晚期及甲状腺疾病等发展到一定阶段时，男性往往会出现一些与迟发性性腺功能减退症类似的症状，不过慢性内科疾病患者往往有原发性疾病史，医生可结合其临床表现，做实验室检查和影像学检查进行鉴别诊断。

总之，当男性发现身体出现异样时，要积极主动就医，医生进行专业分析及给予相关检查，最终做出诊断，这样才能对症下药，以免患者延误病情。

（魏　先　华中科技大学同济医学院附属同济医院）

40 目前治疗男性迟发性性腺功能减退症较好的方法是什么？

问题：

我今年 66 岁，感觉精力大不如前，特别是提不起"性趣"，请问可以吃具有壮阳功效的中药吗？有什么好的治疗手段吗？

回答：

部分男性到了中年以后，由于睾丸分泌睾酮的能力下降，导致出现情绪不稳定、失眠、头痛、性欲减退甚至阳痿等症状，称为男性迟发性性腺功能减退症。

目前认为，睾酮补充治疗是治疗男性迟发性性腺功能减退症最有效的方法。睾酮补充治疗的适应证：①有血清睾酮缺乏的临床表现；②生物活性睾酮或游离睾酮水平低下；③不存在睾酮补充治疗的禁忌证。

睾酮补充治疗的主要目标是恢复男性血清睾酮的正常水平，避免睾酮浓度过低或过高，以减少雄激素缺乏的临床表现，同时避免因雄激素水平过高引起的不良反应。因此，患者在服药期间一定要定期复测血清睾酮水平，医生会根据其临床治疗反应进行药物剂量和给药间隔时间的调整。

睾酮补充治疗的给药方式包括口服、肌内注射、凝胶或皮下埋植等，各有其优缺点和适应证，医生需要根据患者的实际情况给予针对性治疗。患者应尽可能使用天然睾酮制剂。

中医学博大精深，其中不乏对许多疾病有效的药物。但目前尚未发现中成药中有可以替代睾酮的药物。市场上，被国家批准用于临床的具有壮阳功效的中药，可以作为男性迟发性性腺功能减退症的辅助治疗手段，但不能完全替代睾酮制剂。有些中草药偏方的成分和药效并不明确，患者切忌病急乱投医，因一味相信中药无不良反应的观点而乱吃中药。患者胡乱服用中草药偏方，不仅可能会耽误病情，还可能会导致肝肾功能损害，得不偿失。因此，一旦患者确诊男性迟发性性腺功能减退症，应尽快到正规医院进行诊治，以确保得到科学合理的治疗。

（庞凌皓　华中科技大学同济医学院附属同济医院）

41 | 男性迟发性性腺功能减退症患者应该如何调整生活方式？

问题：

我今年 47 岁，从事互联网技术工作，经常熬夜加班，很少有时间锻炼身体，加上饮食不规律，身材略显"富态"，近来经常出现精神委靡，性生活的频率也越来越低，很少感觉满意，到医院就诊后确诊为男性迟发性性腺功能减退症，医生建议我通过补充睾酮进行治疗，请问除了补充睾酮，我在日常生活中还需要注意些什么？

回答：

男性迟发性性腺功能减退症的治疗方式主要包括药物治疗（补充睾酮）和一般治疗（减重、运动、调节作息等）。补充睾酮是治疗典型男性迟发性性腺功能减退症非常有效的方法，但是由于该病有时并没有明确的病因，且患者的血清睾酮水平只是轻微降低、无特异性症状，加上血清睾酮的分布宽泛，导致患者血清睾酮水平降低的程度与症状评分的严重程度并不十分吻合，故目前关于睾酮补充治疗，业内仍未达成共识。

除了睾酮补充治疗，一般治疗也很重要，如减重、运动等。有研究表明，男性迟发性性腺功能减退症的发生除了与男性年龄的增长有密切关系外，还与超重、代谢综合征和其他系统性疾病、药物及不良的生活习惯（如熬夜、饮食不规律）密切相关。一旦确诊该病，医生应注意评估患者是否有相关共患疾病的存在。针对这些问题进行适当的处理后，一些患者的血清睾酮水平可恢复正常。

超重与男性迟发性性腺功能减退症的发生互为因果关系。对于超重的男性迟发性性腺功能减退症患者，尽管睾酮补充治疗可以少量减少身体脂肪，但其仍需要通过改变不良的生活习惯以达到稳定的减重效果。有研究表明，体重变化与血清睾酮水平呈反比：体重增加，睾酮水平降低；反之，体重减轻，睾酮水平上升。还有研究表明，对于同时患有肥胖症的男性迟发性性腺功能减退症患者，采用睾酮补充治疗后心血管方面的不良反应发生率高于一般患者。因此，减重既有助于提高患者体内睾酮的水平，也有助于减少补充睾酮治疗的潜在不良反应。

因此，男性迟发性性腺功能减退症患者应改变生活中的不良习惯，如暴饮暴食。患者应注意合理饮食，规律作息，平时加强身体锻炼，学会释放工作压力，调节心理状态。保持良好的身体功能是延缓甚至治疗男性迟发性性腺功能减退症的有效方法。

（魏　先　华中科技大学同济医学院附属同济医院）

42 男性迟发性性腺功能减退症患者该如何调节饮食？

问题：

我今年 59 岁，近半年来常出现潮热、多汗，我不想服用药物，请问可以通过饮食调节来改善症状吗？

回答：

潮热、多汗是男性迟发性性腺功能减退症的常见症状。部分男性在中年以后，生理和心理变化会产生类似更年期女性所经历的全身症状，如面色潮红、出汗、失眠、情绪波动及性欲减退等，这些症状是由中老年男性缺乏部分雄激素引起的，称为男性迟发性性腺功能减退症。该病主要是由于随着年龄的增长，中老年男性血清中的睾酮水平逐渐下降，各器官对睾酮及其活性代谢产物的敏感性降低引起的。

在该病的治疗方面，主要的药物是睾酮制剂，其作用机制是可以通过提高患者的睾酮水平，改善睾酮缺乏的症状，从而让中老年男性获得较高的生活质量。

除了睾酮补充治疗外，调节饮食也可以对症状有改善作用。需要强调的是，超重和糖尿病等慢性病与男性迟发性性腺功能减退症存在比较明确的因果关系。故在饮食上，患者应该通过减少食用高热量、高糖的食物来控制体重和糖尿病，以提升睾酮水平和改善相关症状。另外，锌是人体不可缺少的微量元素，对于男性生殖系统的正常结构和功能维护具有重要作用。因此，多食用含锌的食物有助于提高男性体内的睾酮水平。含锌量最高的食物首推牡蛎肉、海鱼，其他如牛肉、牛奶、鸡肉、蛋黄、贝类、花生、谷类、豆类等，都含有一定量的锌。动物内脏含有较多的胆固醇，而胆固醇是合成睾酮的重要配方，故适量食用动物的心、肝、肾、肠等内脏，有利于提高男性体内的睾酮水平。十字花科蔬菜，如西蓝花，含有的营养素可以抑制雌激素。保持良好的生活习惯、多运动、戒烟等，均对提升男性的睾酮水平有一定作用。总之，科学合理的膳食对于提高睾酮水平、改善男性迟发性性腺功能减退症的症状非常重要。

（袁鹏辉　华中科技大学同济医学院附属同济医院）

43

男性迟发性性腺功能减退症患者补充睾酮有哪些给药途径？各有什么优缺点？

问题：

我今年 55 岁，2 周前确诊为男性迟发性性腺功能减退症，医生给我开了睾酮制剂，请问口服睾酮制剂有哪些注意事项？除了口服外，还有其他给药途径吗？各有什么优缺点？

回答：

目前，临床上常用的睾酮制剂按给药途径可分为口服制剂、肌内注射制剂、经皮肤给药制剂（凝胶）及皮下埋植制剂等。总体原则是使用天然睾酮，不能使用分子结构被改造的人工合成睾酮制剂。

口服睾酮制剂的优点是给药方便、剂量容易调整、停药后患者体内的睾酮水平可迅速降低，缺点是药物的吸收受食物中的脂肪含量影响，需要与含有油脂的食物同服。常用的药物是十一酸睾酮胶丸，一般每天服用 1~2 次。由于人体内睾酮的自然节律是清晨水平高，下午至夜间水平低，因而一般建议清晨的口服剂量大于夜间的口服剂量。初始服用时，患者可于清晨饭后服用 1 片，1 个月后复查，根据复查的结果决定是否调整剂量。复查当天患者仍于清晨按时服药，服药后于 9：00~11：00 采血，检测睾酮水平。

　　肌内注射睾酮制剂根据半衰期长短可分为短效、中效和长效制剂。睾酮注射剂的优点是注射间隔长、某些剂型可提供稳定的血清睾酮水平，缺点是需要到医疗机构进行深部肌内注射，且患者的注射部位会出现不适感。某些种类的肌内注射剂使用后，患者的血清睾酮水平可出现大幅波动，可能会引起情绪和症状的明显起伏。使用该类药物后患者一旦发生不良反应，血清睾酮水平无法迅速降低。

　　经皮用睾酮制剂的优点是方便调整剂量、停药后患者体内的睾酮水平可迅速降低，缺点是患者用药后数小时内不能洗澡或游泳，凝胶剂还可能导致涂抹部位出现红斑等局部反应。

　　皮下埋植睾酮制剂是含纯晶体睾酮的棒状药丸，通过埋植在皮下缓慢释放睾酮，优点是能提供目前最持久和稳定的睾酮释放，缺点是埋植药丸需要施行小手术，且每 3~6 个月重复 1 次，棒状药丸可能因折断、挤出而影响药效，并可能导致感染、留下皮肤瘢痕。

（潘运高　濮阳市油田总医院）

44

睾酮补充治疗对男性迟发性性腺功能减退症患者的性功能有哪些益处?

问题:

我今年 48 岁,近几个月性生活质量大不如前,阴茎勃起时硬度也欠佳,且出现精神恍惚、记忆力减退等表现,到医院检查后确诊为男性迟发性性腺功能减退症,医生给我开了口服睾酮制剂,请问这种药吃了之后能否改善性功能?

回答:

男性迟发性性腺功能减退症是指随着年龄的增长,中老年男性出现睾丸内分泌功能减退,体内睾酮水平可能会持续、缓慢及稳定地下降,从而引起一系列临床表现,包括情绪异常、易疲劳、记忆力减退、骨质疏松、肌肉萎缩、性欲减退及勃起功能障碍等。由于睾酮在男性的性功能中具有关键作用,故男性迟发性性腺功能减退症患者常出现性欲减退及勃起功能障碍。针对该病的始动因子——体内睾酮水平降低,目前临床上通常使用睾酮补充治疗予以纠正。睾酮补充治疗可以有效缓解男性迟发性性腺功能减退症患者的症状,包括恢复性欲、改善性功能和情绪,改善大脑的敏感性,增加瘦体重和体力,减少脂肪组织及其分布,减少心血管疾病的危险性,改善骨密度,恢复肌肉张力,改善胰岛素抵抗，提高精神心理的健康感觉，进而改善生活质量，且可提高患者的工作效率和事业进取能力。天然睾酮的剂型多样，患者可选择口服制剂、肌内注射剂或凝胶等。

需要注意的是，勃起功能障碍与男性迟发性性腺功能减退症虽然是2种独立的疾病，但可以合并存在。因此，补充睾酮并不总是能够改善男性迟发性性腺功能减退症患者的勃起功能。而睾酮水平纠正后仍对勃起功能不满意的患者，应在医生的指导下，加用直接改善勃起功能的药物，以达最佳效果。

（孙涛涛　华中科技大学同济医学院附属同济医院）

45 除了改善性功能，睾酮补充治疗对男性迟发性性腺功能减退症患者的身体还有哪些益处？

问题：

我今年52岁，最近性欲不佳，到医院检查后确诊为男性迟发性性腺功能减退症，医生建议我采用睾酮补充治疗，请问睾酮补充治疗除了对性功能有改善作用外，还有其他益处吗？

回答:

对于男性迟发性性腺功能减退症,目前最有效的治疗方法是睾酮补充治疗。一般情况下,患者在排除禁忌证后,采用适当剂量长期睾酮补充治疗不仅对性功能有改善作用,还对骨骼、肌肉量、脂肪和体重、代谢综合征、心血管系统及精神心理状态等有改善作用。

(1)骨骼:老年男性睾酮水平降低是其发生骨质疏松的主要原因。有研究认为,对于不同年龄的性腺功能减退症患者,睾酮补充治疗均能使其骨密度增加。

(2)肌肉量:男性在50岁之前,肌肉量比较稳定,而在50岁之后,瘦体重或非脂肪成分每年约减少0.4kg。这种与年龄相关的变化在男性中比女性中更加突出。骨骼肌的减少比其他肌肉更明显,四肢远端的骨骼肌减少比近端减少更明显。一般认为,睾酮补充治疗可以增加瘦体重、改善肌肉量。

(3)脂肪和体重:目前比较一致的观点是,睾酮补充治疗后,内脏脂肪将减少。有文献报道,内脏脂肪增加与血清总睾酮水平降低相关;较低的血清睾酮水平可用于预测男性向心性肥胖的发生。有研究发现,睾酮补充治疗后3个月,男性的体重和脂肪含量明显下降,尤其是躯干和腹部的脂肪,其中一个重要的指标就是腹围缩小。

(4)代谢综合征、心血管系统:代谢综合征是以胰岛素抵抗为核心,以向心性肥胖、糖脂代谢异常和高血压为主要表现的一组临床综合征。越来越多的证据显示，男性睾酮水平下降能导致机体对胰岛素的敏感性降低，发生代谢综合征的风险增加。睾酮补充治疗有助于调控血糖和血脂，显著降低糖耐量异常患者的死亡率。睾酮对心血管系统的影响非常复杂。目前认为，睾酮可对心血管系统产生有益或中性的保护作用。血清睾酮水平低下可以增加心血管事件，而正常的血清睾酮水平能显著降低心血管疾病患者的死亡率。

（5）精神心理状态：有研究认为，睾酮补充治疗可影响男性的精神心理变化。一项随机对照试验发现，睾酮补充治疗能明显改善男性迟发性性腺功能减退症患者的抑郁表现，对于认知水平和情绪的改善有明显的积极作用，但目前睾酮补充治疗影响患者精神心理状态的具体机制仍不明确。

（凌　乐　华中科技大学同济医学院附属同济医院）

46 应该如何监测和评估睾酮补充治疗对男性迟发性性腺功能减退症的疗效？

问题：

我因为性欲下降到医院就诊，被医生诊断为男性迟发性性腺功能减退症，目前口服睾酮治疗，请问治疗期间我应该如何监测和评估药物的疗效？

回答：

男性迟发性性腺功能减退症患者在治疗过程中，控制血清睾酮水平的初始目标应该是正常年轻男性参考值的中间水平。但血清睾酮水平并不是唯一判断疗效的指标，疗效的评估还要看相关症状的改善情况。疗效评估的症状指标主要是睾酮缺乏相关症状和体征，如性欲、性功能、肌肉功能、身体脂肪及骨密度改善情况的评估。

一般情况下，患者接受睾酮补充治疗后，其性欲、性功能、肌肉功能及身体脂肪在3~6个月可得到改善。骨密度的改善则需要更长时间，通常约2年才会有明显改善。

根据上述内容，如果患者在3~6个月性欲、性功能、肌肉功能及身体脂肪无明显改善，骨密度在约2年无明显改善，则应该停止治疗，并再次到医院进行评估，以检查有无其他导致睾酮缺乏的病因。

如果治疗有效，患者应在第3、6、12个月时去医院检查血细胞比容、血红蛋白及前列腺特异性抗原水平，并做直肠指检或经直肠前列腺彩超，以尽早发现红细胞增多症及前列腺癌的发生。在治疗第2年后，这些检查的间隔时间可以延长，改为每6~12个月检查1次。

在治疗第6、12个月时，患者应至医院做1次骨密度检测，治疗第2年后可改为每年做1次骨密度检测。

有部分患者在治疗过程中可能出现自发缓解。对于这种情况，医生可以在治疗过程中根据治疗药物的不同，嘱患者停止治疗一段时间后再次评估其症状及血清睾酮水平，以判断患者是否为自发缓解。一旦发现患者自发缓解，医生可嘱其停止治疗。

总之，患者在治疗期间进行定期监测是保证安全及疗效的重要措施。

（李浩勇　武汉大学人民医院）

47 男性迟发性性腺功能减退症会持续多久？

问题：

我今年 58 岁，好像进入了"更年期"，经常会出现头痛、失眠、乏力、情绪不稳定等情况，被医生诊断为男性迟发性性腺功能减退症，请问该病会持续多久？长期采用激素治疗会不会导致激素依赖？

回答：

男性迟发性性腺功能减退症主要发生于中老年男性，与女性更年期综合征的雌激素猛然下降不同，中老年男性的睾酮是随着年龄的增长逐年缓慢下降的。因此，从男性迟发性性腺功能减退症发生的本质来看，中老年男性一旦患上该病，就是终身的、不可逆转的，因为睾酮水平下降的趋势是无法逆转的，男性患者可能需要做好长期治疗的准备。

虽然睾酮下降的趋势不可逆转，但不代表睾酮缺乏的症状就不能缓解。有些患者可以通过调节心理、调节饮食、改变不良的生活习惯等方式减重、控制糖尿病及代谢综合征等可能引起或加重病情的因素，达到缓解症状的目的。睾酮补充治疗也是缓解症状的有效方法，同时还有利于控制糖尿病、体重、代谢综合征等。临床上，有部分患者接受睾酮补充治疗一段时间后停药观察，症状仍然可以持续缓解，说明这些患者自发缓解了。

药物依赖是指患者使用成瘾性药物后，药物与机体互相作用造成的一种精神状态，表现为强迫性地需要连续或定期使用该药的行为和其他反应，停药可导致机体出现不适和对药物的精神渴求，也可称为"药瘾"。男性迟发性性腺功能减退症患者本身的睾酮生理量不足，在医生的指导下适当补充，只是将睾酮补充至正常的生理需要量，停药后患者的症状可能再次出现，也可能自发缓解，但补充睾酮不会导致患者在精神上对其出现强烈的渴求，也不会因此导致症状加重。部分患者停药后，可能症状比用药前加重，这是由于疾病本身变化了，而非药物治疗所致。

（李明超 华中科技大学同济医学院附属同济医院）

48 男性迟发性性腺功能减退症患者还想生育，能补充睾酮吗？

问题：

我今年 45 岁，和妻子还想再要一个孩子，请问可以补充睾酮吗？

回答：

男性的生育能力与雄激素息息相关，男性体内最重要的雄激素是睾酮。男性进入青春期后，睾丸在促性腺激素的刺激下开始发育，体积增大，同时开始分泌睾酮。一方面，睾酮由睾丸分泌，进入血液后作用于全身各组织、器官，促进阴茎增大、增粗，并促进喉结、阴毛等第二性征发育，维持男性的性欲和性功能；另一方面，睾丸分泌的睾酮可在精曲小管内形成较高浓度，促进睾丸内精子的生成。

男性迟发性性腺功能减退症会影响男性的生育能力。一般而言，大剂量补充外源性睾酮，会反馈性抑制垂体促性腺激素的分泌，从而导致睾丸分泌的内源性睾酮减少。由于睾丸屏障的作用，外源性补充的睾酮不能进入睾丸并在精曲小管内形成局部高浓度，睾丸精曲小管因缺乏较高浓度的睾酮刺激，不能有效生成精子。

一般情况下，男性迟发性性腺功能减退症患者的血清睾酮水平仅轻度降低，治疗上一般采用小剂量补充睾酮，而小剂量补充睾酮基本不会抑制垂体促性腺激素的分泌，理论上对患者精子的生成影响不大。

然而，下丘脑-垂体功能退化导致促性腺激素水平下降，是男性迟发性性腺功能减退症患者的发病机制之一。因此，有生育需求的男性迟发性性腺功能减退症患者采用促性腺激素治疗，可提高内源性睾酮水平，对精子的生成更有利。出于提高患者精液质量、有效促进生育的目的，目前各大相关指南都将有生育需求列为睾酮补充治疗的禁忌证。根据本例患者的情况，如果近期想要生育，而又有性腺功能减退的情况，建议使用促性腺激素，对性腺功能减退进行治疗，这样既可以提高睾酮水平，又可以提高精子质量，促进生育。如果女方已经成功受孕，本例患者可以改为使用更方便的睾酮制剂治疗。总之，选择何种治疗方式，需要患者根据自己的实际情况与医生共同决定。

（谷龙杰　华中科技大学同济医学院附属同济医院）

49 | 男性迟发性性腺功能减退症患者进行睾酮补充治疗有哪些禁忌证？

问题：

我今年 55 岁，近 1 年来出现记忆力下降、体力变差、白天易疲劳、夜晚易失眠，被诊断为男性迟发性性腺功能减退症，我还患有高血压，正在服用硝苯地平，请问其能和睾酮补充制剂一起服用吗？

回答：

合并高血压的男性迟发性性腺功能减退症患者同时服用硝苯地平和补充睾酮不冲突。

如果患者同时患了以下疾病，禁止补充睾酮。

第一种是前列腺癌，如果患者的前列腺有结节（或硬结），或血清前列腺特异性抗原（PSA）>4ng/ml，或前列腺癌高风险人群（如非洲人），或一级亲属有前列腺癌病史者血清PSA>3ng/ml，需要进一步评估确定是否患有前列腺癌，否则不能补充睾酮。有些患者虽然没有患前列腺癌，但患有良性前列腺增生且尿频、尿急、夜尿症状比较严重，也不能补充睾酮。

另一种肿瘤是乳腺癌，如果患者同时患了乳腺癌，也禁止使用睾酮补充治疗。

其他睾酮补充治疗的禁忌证还包括未经治疗或控制不佳的充血性心力衰竭和未经治疗的重度睡眠呼吸暂停综合征（晚上睡觉打鼾喘不过来气）。

此外，还有一些特殊患者仍有生育需求，也不能服用睾酮。因为直接补充睾酮会损害男性的生育能力，精液内的精子会减少，导致女方的受孕率降低。

还有一个血常规指标——血细胞比容。如果患者的血细胞比容>50%，也禁止补充睾酮。

总之，如果患者属于上述情况，服用睾酮是有很大风险的，故患者要及时告知自己的主治医生，避免错误用药。

（高鑫涛　华中科技大学同济医学院附属同济医院）

50 | 除了补充睾酮外，还有哪些药物可以治疗男性迟发性性腺功能减退症？

问题：

我今年58岁，3年前被诊断为男性迟发性性腺功能减退症，之后一直接受睾酮补充治疗，请问除了补充睾酮，还有没有其他药物可以使用？

回答：

男性迟发性性腺功能减退症除了睾酮补充治疗外，首先可以选择注射人绒毛膜促性腺激素。从药物原理来说，人绒毛膜促性腺激素通过刺激人体，让睾丸产生更多睾酮，与直接补充睾酮相比不良反应更少，如其不会损害患者的生育能力。因此，对于仍有生育需求的患者，一般建议停止补充睾酮，选择注射人绒毛膜促性腺激素，但该药物的使用较睾酮制剂操作更复杂且费用相对较高。

第2种可选药物是芳香化酶抑制剂，如阿那曲唑。人绒毛膜促性腺激素可以让睾丸产生更多睾酮，而芳香化酶抑制剂可以阻止睾酮进一步转变成雌激素，从而增加人体内睾酮的含量。但与睾酮补充治疗相比，芳香化酶抑制剂升高雄激素的作用较弱。对于出现乳腺发育的男性患者，可以尝试使用芳香化酶抑制剂，或与睾酮制剂合用，这样既可以提高患者体内的睾酮水平，改善其因缺乏睾酮出现的症状，又可以降低导致乳腺发育的雌激素，使乳腺停止发育，甚至萎缩。

其他非睾酮雄激素前体制剂有脱氢表雄酮、硫酸脱氢表雄酮、雄烯二醇或雄烯二酮，这些药物可以在人体内进一步转化成睾酮而发挥作用，但目前不推荐应用。还有一种药物是选择性雄激素受体调节剂，其作用还有待科学研究，尚处于研发中，未进入临床应用。此外，目前发现一些中草药含有能提高睾酮水平的有效成分，尚处于研究中。

（高鑫涛　华中科技大学同济医学院附属同济医院）

51 中医药治疗男性迟发性性腺功能减退症有哪些方法？

问题：

我今年56岁，近期经常出现失眠、健忘，且性欲下降，对任何事情都没有兴趣，被医生诊断为男性迟发性性腺功能减退症，请问有没有一些中医药疗法可以治疗该病？

回答：

男性迟发性性腺功能减退症的临床表现复杂多变，常涉及多个系统、脏腑功能的改变。中医学认为，肾气虚衰为本病发生的根本，故补益肾气、调和阴阳、疏畅气血为治疗本病的基本法则。

不同辨证类型的治疗：对于肾阳虚，治法为温补肾阳，如右归丸加减；对于肾阴虚，治法为滋阴降火、清退虚热，如知柏地黄汤加减；对于心肾不交，治法为滋肾养心、交通心肾，如天王补心丹合交泰丸；对于心脾两虚，治法为补气健脾、养心安神，如归脾汤加减；对于肝肾不足，治法为补益肝肾、填精养血，如七宝美髯丹。

此外，男性迟发性性腺功能减退症的主要病机虽然以肾精亏虚为主，但往往又涉及多个脏腑功能的失调。由于每例患者的体质不同且受其他疾病等因素干扰，故导致本病的临床表现复杂，证型难以分辨，往往虚实兼杂，新疾旧患并存。本病为慢性病，病程迁延。患者平时应注意精神的调理，且饮食、体质调理等辅助治疗也不容忽略。

（1）精神调理：加强思想修养，心胸宽阔，宽以待人，保持乐观的情绪和平和的心态，克服紧张心理，树立生活的坚定信念。

（2）饮食调理：饮食宜清淡，易消化，选用具有滋补肾精的食物，少食肥甘油腻的食物，避免辛辣刺激的食物。

（杨 竣 华中科技大学同济医学院附属同济医院）

52 男性迟发性性腺功能减退症合并勃起功能障碍应该如何治疗？

问题：

我今年 47 岁，近期出现勃起功能下降、性生活极不和谐，去医院检查后确诊为男性迟发性性腺功能减退症，请问这种情况应该怎样治疗？

回答：

男性迟发性性腺功能减退症患者的性腺功能由盛变衰，并由此出现一系列临床表现，包括性欲下降、勃起功能障碍、阴茎勃起硬度欠佳、性生活次数显著减少、射精强度快感减弱及不射精等。其中，勃起功能障碍是男性迟发性性腺功能减退症患者的常见临床表现。

本例患者的情况是可以治疗的，及时治疗可以预防更严重的并发症发生。目前，男性迟发性性腺功能减退症最有效的治疗方式是睾酮补充治疗。睾酮补充治疗有助于改善男性性欲低下、勃起功能和体能下降及心血管舒缩等症状，且能增加肢体的骨密度，同时降低心血管疾病的发生率，维持男性化特征，提高大脑的敏感性。

目前有研究表明，在接受睾酮补充治疗期间，勃起功能障碍和睾酮缺乏患者的症状有所改善，如夜间勃起次数增加、更容易维持阴茎勃起及达到阴道插入硬度的阴茎勃起能力改善。但是，由于男性迟发性性腺功能减退症和勃起功能障碍可能以2种独立的疾病共存于同一例患者体内，故部分男性迟发性性腺功能减退症合并勃起功能障碍的患者在单纯使用睾酮补充治疗后，阴茎的勃起功能并不能获得很好的改善。如果患者在睾酮补充治疗进行的过程中，发现阴茎的勃起功能仍未改善，则可在医生的指导下选择加用专门治疗勃起功能障碍的药物，如5磷酸二酯酶抑制剂（伟哥），其包括他达拉非、伐地那非等，与睾酮补充治疗联合使用，对男性迟发性性腺功能减退症合并勃起功能障碍的效果显著优于单纯使用其中某一种。

因此，本例患者的病情是常见的，可以有效治疗，不必过于忧虑。建议本例患者到正规医院的泌尿外科或男科就诊，同时密切随访，根据病情变化适时调整治疗药物。

（凌　乐　华中科技大学同济医学院附属同济医院）

53 | 男性迟发性性腺功能减退症合并超重应该如何治疗？

问题：

我今年47岁，6个月前开始出现情绪不稳定、性欲减退等表现，被医生诊断为男性迟发性性腺功能减退症，我的体重为100kg，严重超重，请问我患该病和体重超重有关系吗？应该如何治疗？

回答：

大多数男性到了一定年龄，可能会因体内睾酮水平下降而出现情绪不稳定、失眠、头痛、性欲减退及勃起功能障碍等问题，这在医学上被称为男性迟发性性腺功能减退症。其主要原因是男性到了一定年龄后，内分泌功能及精子生成能力自然衰退，体内睾酮水平下降。

超重男性发生迟发性性腺功能减退症的概率较高，这是由于血清睾酮水平低下与超重存在互为因果的关系。一方面，血清睾酮水平低下可使腹内脂肪的分解减少，脂蛋白酯酶活性增加，脂肪释放的甘油三酯增多，腹内脂肪聚集，从而导致向心性肥胖。另一方面，超重加速诱导男性迟发性性腺功能减退症的发生，超重时人体内血清瘦素的水平会逐渐升高，进而影响下丘脑-垂体-睾丸轴的正常功能，抑制睾酮生成。同时，体内脂肪组织的增加可导致芳香化酶的活性提高，使人体内雄激素向雌激素的转化增多，造成睾酮水平下降。因此，超重与男性迟发性性腺功能减退症互为因果，容易形成恶性循环。

目前认为，补充睾酮是治疗男性迟发性性腺功能减退症合并超重最有效的方法。男性长期进行睾酮补充治疗，一方面能有效降低体重指数、体重及腰围等指标，另一方面能改善由于睾酮缺乏导致的性欲减退等问题。建议本例患者到医院就诊，在医生的指导下进行睾酮补充治疗。

需要强调的是，虽然睾酮补充治疗可以有效降低患者的体重，但通过饮食及科学锻炼控制体重仍是提高人体内睾酮水平的重要方法。患者要合理搭配饮食，多食豆制品、新鲜的蔬菜和水果，少食富含糖和脂肪的食物。患者也要适度进行体育锻炼，养成规律的作息。上述措施不仅有助于患者改善身体健康，还有助于调节情绪，使其维持良好的心情。

（庞凌皓　华中科技大学同济医学院附属同济医院）

54 | 男性迟发性性腺功能减退症合并糖尿病应该如何治疗？

问题：

我今年 51 岁，长期患有 2 型糖尿病，服用药物控制血糖，效果尚佳，今年开始经常感觉烦躁不安、性欲低下、性生活质量变差，体检发现血清睾酮水平低下，听说可能是男性迟发性性腺功能减退症，请问该病与长期糖尿病有关吗？应该如何治疗？

回答：

有研究表明，2型糖尿病和男性迟发性性腺功能减退症的发生、发展有一定关系。

男性迟发性性腺功能减退症的主要病因是血清睾酮水平低下。大量研究表明，血清睾酮水平低下与2型糖尿病的发病有关，游离睾酮每下降0.04ng/ml，未来发生糖尿病的风险将增加1.58倍。在2型糖尿病患者中，迟发性性腺功能减退症的发生率高达33%。一方面，血清睾酮缺乏可以引起胰岛素抵抗；另一方面，血清睾酮水平降低使肌肉组织的过氧化物酶增生物激活受体和脂肪细胞过氧化物酶增生物激活受体的表达下调，使胰岛素的敏感性降低。

一般情况下，睾酮补充治疗可明显改善胰岛素抵抗，有利于控制血糖和血脂水平，同时使腹部脂肪减少，心血管疾病的发生风险降低。睾酮补充治疗降低血糖的作用明显优于饮食和运动。同时，睾酮补充治疗也能改善由于睾酮缺乏导致的性欲减退等表现。因此，建议本例患者到医院就诊后在医生的指导下进行睾酮补充治疗。同时，患者还应控制饮食，加强锻炼。

（庞凌皓　华中科技大学同济医学院附属同济医院）

55 | 男性迟发性性腺功能减退症合并骨质疏松应该如何治疗？

问题：

我今年52岁，最近6个月出现性欲减退、勃起功能下降，白天也无精打采，被医生诊断为男性迟发性性腺功能减退症，我还患有骨质疏松，请问这种情况应该如何治疗？

回答：

根据本例患者目前的情况来看，主要是由于睾酮缺乏引起男性迟发性性腺功能减退症。

睾酮可以促进人体的长骨增长、软骨细胞成熟和骨化、骨膜骨形成、骨钙沉积，在骨骼的生长发育中有重要作用。随着年龄的增长，男性的性腺功能下降，发生骨质疏松和骨折的概率增加。

因此，本例患者在服用睾酮制剂治疗男性迟发性性腺功能减退症的同时，补充的睾酮也对骨质疏松有部分治疗作用。但骨质疏松的发病原因有很多，雄激素缺乏只是其中一个，其他病因还包括药物作用、肿瘤、甲状腺功能亢进症、原发性甲状旁腺功能亢进症等。因此，针对骨质疏松，建议患者到医院的相关科室就诊，找到原发病因，进行针对性治疗。

此外，生活方式的调节也很重要。本例患者平时应保持适度的运动，但禁止剧烈或过度运动，防止摔跤。同时，本例患者应注意合理膳食，适当进食钙磷含量高、维生素 D 丰富的食物，如鱼、虾、牛奶等。

（袁鹏辉　华中科技大学同济医学院附属同济医院）

56 男性迟发性性腺功能减退症合并心血管疾病应该如何治疗？

问题：

我今年 46 岁，最近 1 年来发觉自己的体能显著下降，饭后总会打瞌睡，上班没有以前有精力了，性生活质量也下降了，近 2 年我还患有冠状动脉粥样硬化性心脏病，请问这种情况应该如何治疗？

回答：

根据本例患者的描述，可能是男性迟发性性腺功能减退症的表现，建议其到正规医院的泌尿外科或男科进行睾酮水平的检测和评估。

男性迟发性性腺功能减退症的发病除了与年龄增长有密切关

系外，还与超重、代谢综合征、其他系统性疾病、药物及生活习惯相关。因此，医生在给予患者治疗的同时，也要注意评估其是否有其他相关共病存在。

对于男性迟发性性腺功能减退症，睾酮补充治疗是最有效的方法。医生应根据患者的具体情况，调整睾酮的补充剂量，尽可能恢复其血清睾酮的正常水平，以减少睾酮缺乏的临床表现，同时应避免睾酮水平过高带来的不良反应。

睾酮水平与心血管系统疾病存在一定联系。低睾酮水平是心血管疾病的危险因素之一。有研究表明，睾酮水平低下的男性更易发生心肌梗死、高血压等心血管不良事件。睾酮补充治疗对男性迟发性性腺功能减退症患者的心血管系统也具有一定的保护作用。当然，心血管疾病有很多种，病因也有很多种，最主要的还是根据病因进行治疗。因此，本例患者应当在睾酮补充治疗的基础上，到医院的相关科室进行心血管系统疾病的风险评估，做到早诊断和早治疗，以提高生活质量，降低心血管疾病的发生风险。

（袁鹏辉　华中科技大学同济医学院附属同济医院）

57 | 男性迟发性性腺功能减退症合并代谢综合征应该如何治疗？

问题：

我今年 52 岁，身高 156cm，体重 94kg，近期时常出现情绪低落、记忆力下降、性功能减退，去医院检查后发现血脂异常升高，我还患有高血压和糖尿病，请问这种情况应该如何治疗？

回答：

男性迟发性性腺功能减退症常合并血脂异常和（或）代谢综合征。代谢综合征是指人体内的蛋白质、脂肪、碳水化合物等物质发生代谢失调的病理状态，是一组复杂的代谢失调症候群，是导致糖尿病和心脑血管疾病的危险因素，主要表现为向心性肥胖或超重、脂代谢异常、高血压、糖尿病、胰岛素抵抗及糖耐量异常。医生将患者诊断为男性迟发性性腺功能减退症后，在睾酮补充治疗实施之前，应注意评估其是否伴有其他疾病（如血脂异常、代谢综合征）。一旦发现合并疾病，医生应首先针对其进行相应治疗，再评估患者是否需要补充睾酮。

睾酮及其活性代谢产物不仅对老年男性的生殖系统有重要作用，还可减少脂肪组织并改变其分布，增加瘦体重和肌肉力量，改善体能、代谢综合征的症状及血脂，降低血清总胆固醇水平、低密度脂蛋白胆固醇水平及甘油三酯水平，提高高密度脂蛋白水平，降低血糖和糖化血红蛋白，改善胰岛素的敏感性。

因此，合并代谢综合征的男性迟发性性腺功能减退症患者在进行针对代谢综合征的治疗后，如果效果不明显，且睾酮水平无明显改善，可在医生的指导下进行睾酮补充治疗，或许可以达到意想不到的效果。

（陈瑞宝　华中科技大学同济医学院附属同济医院）

58 | 尼古丁戒断综合征合并男性迟发性性腺功能减退症应该如何治疗？

问题：

我今年 54 岁，戒烟快 6 个月了，戒断反应还是时不时出现，最近出现了一系列精神症状和自主神经功能失调的表现，我还患有男性迟发性性腺功能减退症，请问这种情况应该怎么办？

回答：

尼古丁戒断综合征是戒烟者的身体由于突然缺失尼古丁，导致内循环和内分泌失衡，进而出现易怒、心烦、焦虑、急躁、心悸、注意力无法集中等症状。其主要表现可概括为躯体、情感和认知3个方面。躯体症状包括震颤、心动过缓、胃肠不适及食欲增加等。情感症状包括焦虑、快感缺失、抑郁、烦躁不安、痛觉过敏及易怒等。认知症状包括难以集中注意力和记忆力受损等。

尼古丁戒断综合征和男性迟发性性腺功能减退症的症状非常相似。对于尼古丁戒断综合征，目前尚无特效药物上市，主要的治疗方法有电子烟、运动和针灸治疗。电子烟对健康也是有害的，但其危害相对于常规烟草较低，可以缓解戒断症状。运动可以预防和治疗尼古丁戒断后的认知障碍。针灸可以改善尼古丁戒断后导致的情绪障碍。

有研究表明，吸烟是男性迟发性性腺功能减退症发生的一个危险因素。戒烟不但可以避免烟草对肺部的伤害，还对男性迟发性性腺功能减退症的治疗有利。运动可用于治疗尼古丁戒断综合征，同时有利于控制体重、提高睾酮水平和机体对雄激素的敏感性，改善男性迟发性性腺功能减退症的症状。因此，虽然戒烟的过程很痛苦，还是希望本例患者能坚持戒烟，并同时可采取上述措施缓解戒断反应，增加戒烟的成功率。同时，建议本例患者到正规医院的泌尿外科或男科就诊，以确定是否同时存在男性迟发性性腺功能减退症。如果确实存在男性迟发性性腺功能减退症，建议本例患者在医生的指导下采用睾酮补充治疗，以快速缓解相应症状。一旦症状明显缓解，本例患者可以尝试停药，如果症状不再出现，说明男性迟发性性腺功能减退症可能自发缓解了，否则可能需要长期维持治疗。

总之，尼古丁戒断综合征和男性迟发性性腺功能减退症是可

以一起治疗的，针对这 2 种疾病的治疗是相辅相成的，协同效果
更好。

（栾　阳　华中科技大学同济医学院附属同济医院）

59 防治男性迟发性性腺功能减退症，吃保健品有效吗？

问题：

我今年 50 岁，最近总感觉疲乏，上班时无精打采，夜晚睡
眠质量较差，性功能也不如以前，网络上有人说我是男性更年期
到了，还推荐了几种保健品，请问保健品可以防治男性迟发性性
腺功能减退症吗？

回答：

保健品通常以某种珍贵的或少见的药材引人注意，然后打
上现代科技的标签，号称对多种疾病都有预防和治疗作用。针
对中老年男性，就有各种补肾、壮阳的保健品，药酒也种类繁
多。在铺天盖地的广告宣传下，不少人相信了其宣传的效果，
同时认为其无不良反应。但保健品的效果如何尚无研究证实。
因此，保健品的效果通常是得不到保障的。许多保健品所含的

成分在普通食物中也含有，人们通过食物就可以获得，没必要花大价钱从保健品中获得。保健品是否如其宣传的完全无不良反应也值得商榷，因为有些保健品如某些药酒，实际加入了中药成分，是有一定不良反应的，而商家并不会告诉消费者。

总之，对于男性迟发性性腺功能减退症，正规的治疗是患者在控制体重和相关慢性病、改善生活习惯等措施的基础上，且在医生的指导下采用睾酮补充治疗。目前，还没有研究证明哪一款保健品能替代正规的治疗。针对本例患者目前的情况，建议其至正规医院就诊，同时在医生的指导下进行针对性治疗，以保证效果，少花"冤枉"钱。

（刘　卓　华中科技大学同济医学院附属同济医院）

60 治疗男性迟发性性腺功能减退症，民间"秘方"能相信吗？

问题：

我今年50岁，最近性欲低下、勃起功能减退，去医院检查后，被医生诊断为男性迟发性性腺功能减退症，其建议我补充睾酮，可是我担心有不良反应，听说我这种情况是肾虚，家乡的一位老中医有民间"秘方"，请问我可以使用吗？

回答：

男性迟发性性腺功能减退症的正规治疗是患者在控制体重和相关慢性病、改善生活习惯等措施的基础上，且在医生的指导下采用睾酮补充治疗。该治疗方案的效果和安全性已获得很多临床研究和临床实践的证实。

中医学博大精深，是一个巨大的宝库，其中有很多对男性迟发性性腺功能减退症有效的药物。据报道，大量文献记载的多种方剂或中成药制剂对男性迟发性性腺功能减退症有效。但其中许多研究是无对照组的单组疗效观察，推广价值较低。因此，期待未来能有进一步的研究证实文献记载中的方剂和中成药制剂的有效性。

对于一些民间"秘方"，可以认为是中医学的一部分，不排除其中存在有效药物的可能。但这些民间"秘方"不仅没有得到现代医学研究的证实，并且由于是"秘方"，应用的人群非常少，导致用药经验也很少，很难验证其有效性和安全性。

提到中药材，很多人自然地就认为其不良反应比西药小，这是一个很大的误区。西药是由现代工艺制成的，存在一定的不良反应，但一般成分明确，上市前经过大量的实验室和临床研究，故药物特性也比较明确。而许多中药材，由于缺乏相关研究，不良反应很不明确，需要临床研究进行验证。值得注意的是，有些中药材的成分已被证实可导致肝肾功能损害。据报道，中药材引起的肝功能损害占所有药物性肝损害的 20%~30%，甚至更高。

中药材引起肾功能损害的报道也屡见不鲜，如广防己、青木香、天仙藤、马兜铃、寻骨风、朱砂莲等中存在的马兜铃酸，已经被证明可导致严重的肾病，甚至可导致尿毒症。

总之，建议本例患者听从医生的建议，在其指导下进行正规治疗。如果本例患者想使用中医药方法进行辅助治疗，则应在正规医院中医师的指导下用药，切忌相信民间"秘方"，以免在耽误病情的同时对身体造成伤害。

（袁慧星　华中科技大学同济医学院附属同济医院）

61 | 声称能快速治愈男性迟发性性腺功能减退症的"特色疗法"靠谱吗？

问题：

我今年 49 岁，最近出现性欲低下、易疲乏、失眠、健忘等表现，网络上私立男科医院的医生说我患有男性迟发性性腺功能减退症，推荐我采用该院的"特色疗法"，声称疗程短、见效快、痊愈后不复发，请问我可以采用该特色疗法吗？

回答：

多项研究已经证明，男性迟发性性腺功能减退症的病因是睾酮缺乏，在控制体重和相关慢性病、改善生活习惯等措施的基础上，且在医生的指导下进行睾酮补充治疗，绝大多数患者的症状可以明显改善。

男性迟发性性腺功能减退症是一种老年病，随着男性年龄的增长，机体的衰老导致睾酮缺乏会越来越严重，故许多患者需要长期甚至终身补充睾酮。部分患者经过较长时间的治疗后，随着超重等不利因素的改善，可能自发缓解。

一些网络上的"医疗机构"宣传其拥有"特色疗法"，并强调该疗法具有疗程短、见效快、痊愈后不复发的特点，是虚假的商业宣传。男性迟发性性腺功能减退症的基本发病原因决定了其治疗是一个长期过程，不可能所有患者都实现快速治愈。目前，男性迟发性性腺功能减退症的治疗方法已经在世界范围内达成共识。

建议本例患者到正规医院的泌尿外科或男科进行诊治。

本例患者应该认识到，男性迟发性性腺功能减退症是机体衰老的一种表现，在现有的科技条件下，期望能对这种状况进行逆转是不现实的。请本例患者不要被网络上一些"医疗机构"的宣传所误导，盲目相信其所谓的"特色疗法"，浪费本应该用于正规治疗的费用，且耽误病情。

（王军凯　上海长征医院）

62 | 使用睾酮补充治疗后，什么样的性生活频率比较合适？

问题：

我今年 67 岁，前段时间因为性欲下降去医院就诊，医生建议我补充睾酮，使用后我的状态明显改善，请问现在什么样的性生活频率比较合适？

回答：

补充睾酮后患者的状态明显好转，说明睾酮补充治疗取得了预期效果。然而，各大相关指南中关于睾酮补充治疗后性生活的频率并没有明确规定，基本原则是"量力而行"。国外有医生根据年龄因素对男性性能力的影响规律做出一个公式，将男性年龄的十位数乘 9，所得乘积的十位数就是一个性生活周期所持续的天数，而个位数则为应有的性生活频率。例如，40 岁男性的性生活频率是"4×9＝36"，也就是 30 天内过 6 次性生活，平均 5 天一次。以本例患者的年龄来看，用上面的公式计算应该是"6×9＝54"，也就是 50 天内过 4 次性生活，平均约 12 天一次。但是，性生活毕竟是一个情到浓时自然发生的事情，在不影响自己日常生活和工作的情况下，只要夫妻双方愿意，且没有不适感，男性是可以进行性生活的，不用严格按照上面的公式限制自己。但男性一旦出现疲劳、乏力、失眠及无法集中注意力等症状，就需要对性生活的频率有所节制。

建议本例患者在睾酮补充治疗的基础上，调整生活习惯并戒除不良嗜好，以促进心身健康。例如，戒烟、禁酒，平衡膳食，增加饮食中新鲜蔬菜和水果的摄入，尽量少摄入盐、糖、咖啡等，适当休息，安排好休息和性生活的关系，这样对心身健康有益处。

（王佳鑫　华中科技大学同济医学院附属同济医院）

63 | 男性到了更年期，应该如何进行心理调节？

问题：

我今年 43 岁，是一位程序员，感觉近几年性欲明显减退，勃起功能障碍，脑力也比不上年轻的时候，工作压力很大，性生活也不和谐，请问这种情况会引起性功能减退吗？有没有什么调节方式？

回答：

本例患者的具体情况确实可引起性功能减退。临床上，心理问题是引起性功能减退的重要因素。中年男性往往会面对来自工作和生活中各个方面的压力，进而出现脾气暴躁、情绪波动、焦虑或抑郁、性功能减退等表现。而许多男性及其家人可能把这些改变当作正常的压力反应，殊不知这可能是男性迟发性性腺功能减退症导致的一系列生理心理表现。其实，男性也存在一个和女性更年期类似的阶段，而许多男性对于更年期的到来缺乏正确认识，以及必要的准备，不能正确认识自己出现的种种心身反应的原因何在，对一系列剧烈的心理反应感到十分茫然，这也给夫妻双方及其他家庭成员带来很多痛苦。

要解决痛苦，男性首先应充分认识更年期时的心理困扰。中年男性一般的困扰有：①身体衰老，尤其是性功能下降，使男性的自信心也逐渐下降，担心夫妻关系不和谐。②工作的变换，在这个阶段，很少有男性能像年轻时一样对事业充满热情和信心，感觉对工作力不从心。③家庭生活的变迁，随着孩子越来越独立，更年期的男性与孩子的沟通也会迅速减少，与家人出现隔阂。④疾病的负担与困扰，进入更年期的男性往往会被一种或多种疾病困扰。

其实，更年期的男性可能感受到了自己有问题，但不愿意承认和面对。面对更年期，如果男性能够早期预防，家庭成员之间相互理解、相互支持，共同学习如何适应新的生活方式，上述痛苦是可以避免或减轻的。具体措施：①正视男性更年期的存在。更年期男性了解这一阶段的有关知识，有助于更好地应对自己所发生的一切和控制好自己的情绪及行为。②保持健康的生活方式。更年期男性应保持健康的饮食和合理的锻炼，对于心身健康大有裨益。③真诚、深入地进行沟通和交流。更年期男性应向亲近的人倾诉，学会表达情感，获得亲人的理解和安慰，使自己获得心灵的抚慰。④进行心理咨询。更年期男性可寻求专业的心理咨询和帮助，使自己着眼于当前的情绪问题和行为问题。

（王佳鑫　华中科技大学同济医学院附属同济医院）

64 | 男性迟发性性腺功能减退症影响了家庭关系该怎么办？

问题：

我最近患了男性迟发性性腺功能减退症，变得脾气暴躁，现在家里关系也很紧张，请问我应该怎么办？

回答：

问题中的情况非常常见。男性迟发性性腺功能减退症给患者带来了一系列变化，不可避免地会影响整个家庭。患者和家庭成员都应该正视该病，共同学习，增加对该病的了解。更年期是许多中老年男性必经的人生阶段，如果患者及其家人对这一点毫无心理准备和基本了解，可能会对自己发生的一系列变化不知所措，也无法采取有效的应对措施。家人也会对患者的一系列表现不理解，甚至感到莫名其妙或惊慌失措，不但不利于问题的解决，还会加重家庭矛盾。

家庭成员之间真诚、深入的沟通和交流，对于患者及其家庭都非常重要。受我国传统文化的影响，男性习惯把情感埋在心底。然而，更年期的男性，内心往往存在不安全感、无价值感，会出现烦躁、抑郁等情绪。如果患者习惯通过责备家人的方式来发泄情绪，非但不能使心情舒畅，反而会导致家庭关系紧张。患者应该学会向家人倾诉和表达痛苦，在此基础上获得家人的理解和安慰，从而渡过难关。

妻子作为家庭的重要成员，也应该学会安慰、支持和关怀自己的丈夫，要耐心倾听他的忧虑，不要对他过分责备。有时，男性会拒绝帮助，此时妻子也不应置之不理，有时患者只是需要一定的时间和空间接受事实并自我调节。

另外，患者可与同年龄阶段或年龄更大的病友进行交流，获得其理解和支持，也是非常有帮助的。

患者及其家庭成员都应正确认识药物治疗对改善男性迟发性性腺功能减退症的必要性。患者的各种症状只是表明生病了，需要相应治疗。这种情况下，家庭成员应支持患者就医，与其一起接受医生的建议，观察药物的疗效。

总之，更年期是许多中老年男性必经的人生阶段，这一阶段，需要患者及其家庭成员相互理解、相互支持，共同学习并适应新的生活方式，共同成长，共渡难关。

（凌　青　华中科技大学同济医学院附属同济医院）

65 | 男性迟发性性腺功能减退症应该如何预防？

问题：

我今年45岁，劳累后偶尔感到性生活力不从心，有时上班也提不起精神，我担心自己患了男性迟发性性腺功能减退症，请问该病有什么方法可以预防吗？

回答：

年龄增长、器官衰老是人不可避免的生理过程，但易导致男性迟发性性腺功能减退症发生的其他因素是可以控制的。尽管随着年龄的增长，男性的睾酮水平都会出现不同程度的下降，但仅一部分中老年男性会出现相关症状、体征。因此，控制相关危险因素可以在一定程度上预防男性迟发性性腺功能减退症的发生。总体来说，男性应该从4个方面进行预防。

首先，男性需要对影响睾酮水平的慢性病进行治疗和控制，并尽量减少或避免使用影响性腺功能的药物。例如，控制血脂、血糖，以及对代谢综合征进行治疗等，都有利于预防男性迟发性性腺功能减退症的发生。

其次，男性需要积极控制体重。控制体重可以提高男性的睾酮水平，改善机体对睾酮的敏感性，以及减少糖尿病、代谢综合征的发病率，这些作用对于预防和治疗男性迟发性性腺功能减退症均非常重要。

再次，男性需要养成良好的生活习惯。男性应该避免吸烟、酗酒，养成良好的作息习惯，注意合理饮食，适当增加有氧运动，保持良好的生活环境。

最后，男性应保持良好的心态，适当放松心情，释放压力，同时加强相关知识的学习，定期到正规医院检查。

（杨　俊　华中科技大学同济医学院附属同济医院）